녹내장의
모든 것

| 2020 개정판 |

녹내장의 모든 것

새로운 진단과 치료

김용연·황영훈

KU PRESS
고려대학교
출판문화원

개정판을 내며

《녹내장의 모든 것》의 개정판을 다시 발간할 수 있게 되어 매우 기쁩니다.

녹내장은 만성질환입니다. 잠깐 관찰하고 치료하면서 결론이 나는 병이 아닙니다. 책으로만 공부해서, 논문으로만 공부해서 진단 및 치료를 시도하기가 쉽지 않습니다. 머릿속에 '이 환자는 나중에 어떨 것 같다'는 생각을 가지고 진료를 하는 것과 그렇지 않은 것에는 큰 차이가 있습니다. 경험이 중요합니다. 그런 의미로 초판이 발간된 2009년부터 개정판까지 10년여의 시간의 축적이 의미가 있습니다. 요즘 저는 "약 잘 쓰시면 크게 걱정하지 않으셔도 됩니다" 혹은 "제가 이런 말을 하기는 싫은데, 치료를 잘 받지 않으시면 눈에 문제가 있을 수 있습니다"라는 말을 10년 전에 비해 좀더 확신을 가지고 합니다. 수많은 환자를 보며 얻어진 경험 때문이겠지요. 10년 전에 읽던 연구논문을 받아들이는 자세도 변화가 있습니다. 그때는 맹목적으로 결과를 받아들였다면 지금은 더 비판적인 자세로, 환자에게 미칠 영향을 더 생각합니다. 10년간의 시간은《녹내장의 모든 것》에도 경험을 주었을 것이라고 믿습니다.

이 책이 가진 축복은 황영훈 선생이라는 존재입니다. "교수님, 개정판을 다시 쓸 시기가 된 것 같습니다. 제가 준비해 보겠습니다"라는 이야기를 먼저 하는 황영훈 선생 때문에《녹내장의 모든 것》의 개정판이 가능해 질 수 있었으니까요. 선생이 군대에 있을 때 제가 쓰라는 이야기도 하지 않았는데, "교수님, 제가 논문을 한

편 썼는데 한 번 봐 주셨으면 합니다"라는 글과 함께 어느 날 갑자기 논문 초고가 이메일로 왔을 때를 생각나게 합니다. 이 책에 대한 황영훈 선생의 기여는 그만큼 큽니다.

아, 이 책에 가장 중요한 기여를 하신 분에 대한 이야기를 빼먹으면 안 되겠지요. 바로 제게 가르침을 주신 모든 환자분들입니다. 젊은 의사 시절, "의사는 환자에게 배우는 것이다"라는 말을 해주신 스승님을 생각합니다. 100% 진실입니다. 진심으로 감사드립니다.

2020년 가을

김용연

초판 이후 10년

《녹내장의 모든 것》이 나온 지 벌써 10년이 지났습니다. 막 안과 전문의가 된 2008년 봄, 스승인 김용연 교수님께서 당신의 첫 전임의가 된 저에게 '이런 것들을 해보면 어떻겠느냐'고 몇 가지 제안을 하셨습니다. 그중 단연 눈에 띈 것이 '환자를 위한 녹내장 책 만들기'였습니다. 진료도 중요하지만 제대로 된 교육자료를 마련하는 것이야말로 대승적인 차원에서 보람 있는 일이라 생각했습니다. 그렇게 6개월을 열심히 공부하고 준비해서 가을에 그럴듯한 모양새를 갖춘 원고를 마련할 수 있었습니다. 별 욕심 없이 '내가 공부한다'는 느낌으로 정리했기 때문에 가능했던 일이 아닌가 싶습니다. 가만히 돌이켜 보면 스승님과 함께 《녹내장의 모든 것》을 만든 것이 저에겐 고대병원 전임의 시절 '두 번째로 잘 한 일'인 것 같습니다('첫 번째로 잘 한 일'은 그해 겨울, 당시 같은 병원 전공의였던 지금의 아내를 만난 것입니다). 2010년 결혼 당시, 스승님께서 결혼식 주례도 해주셨으니 저는 스승님께 '첫 전임의'와 '첫 주례'라는 두 개의 기록을 드리게 되었습니다.

이후로 '교육'은 저에게 항상 중요한 화두였고, 그게 인연이 되어서인지 한국녹내장학회에서 '녹내장 바로알기'를 주제로 강연회를 기획하고 녹내장 관련 교육 자료를 만들면서 환자 교육에 한 발 더 다가서게 되었습니다. 게다가 병원에서 전공의 선생님들의 교육을 담당하는 자리도 맡게 되어 '환자와 의사를 교육하는 교육자'로 행복한 시간을 보내고 있습니다.

지난 10년간 많은 환자분들을 만나면서 《녹내장의 모든 것》

에 관한 격려도 듣고, 개선할 점도 들었습니다. 뿐만 아니라 그간 제 경험과 생각도 조금은 더 깊어졌으리라 생각합니다. 그러기에 《녹내장의 모든 것》도 새롭게 단장할 때가 되었다고 판단했습니다. 이번 개정판에서는 가급적 더 쉽게 표현하고 제가 직접 경험한 생생한 진료 현장의 실례와 화면을 많이 담고자 했습니다. 환자뿐만 아니라 관련 분야를 전공하는 분들께도 도움이 될 수 있도록 조금 더 깊이 있는 내용도 다루고자 했습니다. 부족한 글과 제한된 자료만으로 녹내장을 모두 이해하기는 어렵겠지만 적어도 이 책이 막연하던 녹내장에 조금이라도 더 가까워지는 데 작은 힘이 되어 드렸으면 합니다.

2020년 가을

황영훈

초판 머리말

녹내장은 40세 이상 인구의 4-5%를 차지할 정도로 흔한 질환이며, 녹내장으로 시기능이 한 번 저하되면 다시 회복되지 않습니다. 녹내장은 한 번의 치료로 회복되는 질환이 아니며 평생 의사와 관계를 맺고 관리하여야 하는 병입니다.

치료를 받지 않는다고 바로 증세가 나타나거나 문제가 발생하는 병이 아니라 서서히 눈과 시력에 문제를 일으키기 때문에, 처음에 별것 아닌 것으로 잘못 생각하는 경우 영구적인 장애가 남을 수 있는 병입니다.

그렇기 때문에 환자가 녹내장에 대해 이해하고 있는 것이 중요합니다. 그러나 녹내장이라는 병 자체가 모호하고, 직관적으로 이해하기가 쉽지 않습니다. 치료 방법이 의사마다 다르기도 합니다. 초기에는 녹내장에 특징적으로 나타나는 증세가 거의 없고, 치료를 받는다고 해도 증세가 좋아지지도 않습니다. 왜 치료를 받는지 잘 모르게 되면 치료를 따라가고자 하는 마음이 들지 않을 것이며, 좋아지는 것이 없는데 왜 치료를 받아야 하는지 회의가 들면 치료가 실패하기 쉽습니다.

반면 녹내장은 한 번 발생하면 거의 실명한다고 생각하여 좌절하거나 겁에 질려 생활하는 환자도 가끔 봅니다. 이러한 태도 또한 오해에서 비롯된 것입니다.

녹내장을 일찍 발견하고 성의껏 치료하다 보면 평생을 문제없이 지내게 되는 경우가 실명에까지 이르는 경우보다 훨씬 많은 것이 사실입니다.

저는 녹내장 환자들을 진료하면서 녹내장의 이런 특징을 어떻게 하면 잘 알릴수 있을까 하는 생각을 계속해 왔습니다. '환자편에서 보는 녹내장', '녹내장 환자가 알고 싶은 것' 등에 대해 일반인 및 의사를 대상으로 강의를 해 오면서 쉽게 녹내장을 설명할 수 있는 방법에 대한 고민을 계속하였습니다. 특히 KBS 제3라디오의 '건강한 눈을 위하여'에 출연하면서 책을 써야겠다는 생각이 구체화되었습니다.

부디 이 작은 책이 불안감을 가지고 계신 녹내장 환자, 반대로 아무것도 아닐 것이라는 가벼운 생각을 가지고 계신 녹내장 환자 모두에게 도움이 되기를 바랍니다. 더불어 최신 녹내장 연구의 최신 경향을 담으려고 노력하였기 때문에 녹내장 환자를 진료하는 의사에게도 도움이 될 수 있을 것으로 생각합니다.

책을 만들어 내면서 도움을 주신 고려대학교병원 안과 의국원, 제가 녹내장을 전공하고 평생 이 길을 가게 이끌어 주신 정해륜, 이태수 교수님께 감사드리며, 집사람 및 두 아들에게도 고맙다는 말을 전하고 싶습니다.

2009년 봄

대표 저자 고려대학교 구로병원 안과 교수 김용연

차례

1부 녹내장이란 무엇인가요?

2부 녹내장은 어떻게 진단하나요?

1부

녹내장 이란 무엇인가요 ?

녹내장의 기원

녹내장(綠內障, glaucoma)이라는 말은 기원전 400년부터 등장합니다. 그때 당시의 기준으로 녹내장이라는 말은 현재의 녹내장과는 다른 개념의 단어로, '실명을 유발하는 광범위한 안과질환들'을 통칭하는 말이었습니다. 그 속에는 지금의 녹내장을 비롯해 백내장과 같은 질환들도 모두 포함되어 있었습니다. 굳이 초록색을 뜻하는 '녹(綠)'이라는 말을 사용한 이유는 그때 당시의 사람들이 보기에 그 병에 걸린 눈이 청록색으로 보였기 때문이라고 합니다. 갑자기 심한 통증과 시력저하를 유발하는 급성녹내장이 안압의 상승과 관련이 있을 것이라는 생각은 '눈의 편두통, 동공의 두통'이라는 표현으로 10세기에 기술되기 시작하였고, 지금의 녹내장의 개념이 정립되기 시작한 것은 19세기입니다. 19세기 중반까지만 해도 급성녹내장의 진단은 바로 '실명'을 뜻할 정도로 녹내장은 난치병으로 인식되어 왔습니다.

현대의학의 빠른 발전으로 녹내장에 대한 개념이 새롭게 정립되었고, 다양한 치료 방법도 개발되었습니다. 하지만 아직 녹내장을 연구하는 학자들도 정확한 녹내장의 발생기전을 연구 중이고 녹내장에 대한 개념도 계속 조금씩 바뀌고 있을 정도로 오래된 역사에 비하면 아직 알려진 바가 적은 질환이라고 할 수 있습니다.

녹내장과 관련된 눈의 구조물들

녹내장을 알기 위해서는 먼저 녹내장과 관련된 눈의 구조물들에 대해서 알아볼 필요가 있습니다.

사람의 눈은 인종마다, 나이에 따라, 개개인에 따라 조금씩 차이가 있지만 대부분 길이가 20-30mm 정도, 부피는 6-7ml 정도 됩니다. 눈을 구성하는 중요한 구조물들을 살펴보면 다음과 같습니다.

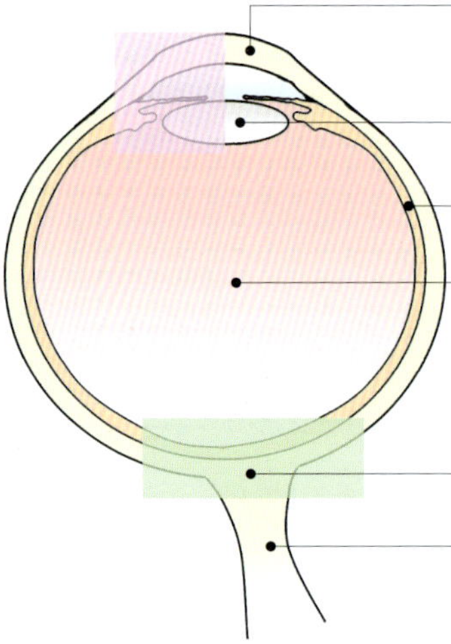

그림 1-1. 눈의 전체적인 구조
각막, 수정체, 유리체를 지나 망막에 맺힌 상이 시신경을 통해 뇌로 전달됩니다.

각막 눈의 가장 앞쪽, 바깥쪽에 있는 구조물로 시계의 뚜껑처럼 투명한 것이 특징입니다. 각막은 외부에서 들어온 빛을 굴절시켜 초점으로 모일 수 있게 하는 역할을 합니다.

수정체 사진기의 렌즈와 같은 역할을 하는 구조물로 각막과 함께 상의 초점이 망막에 정확히 맺히게 하는 역할을 합니다.

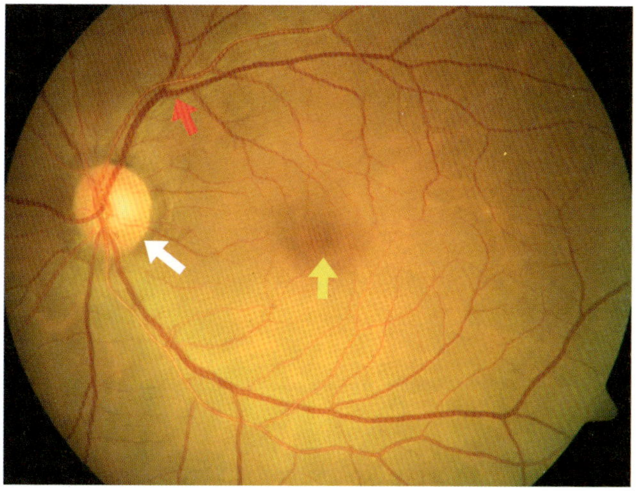

그림 1-2. 그림1-1의 뒤쪽 연두색 사각형 부분에 해당하는 정상망막의 모습 동그랗게 약간 튀어나온 듯한 구조물이 망막과 시신경이 연결되는 부분인 시신경유두입니다(흰색 화살표). 시신경유두 주위로 신경섬유와 망막 혈관들이 좌우와 위아래로 뻗어 나가는 모습이 보입니다(빨간색 화살표). 망막 중에서도 중심부 시력을 담당하는 핵심 부분을 황반(노란색 화살표)이라고 합니다.

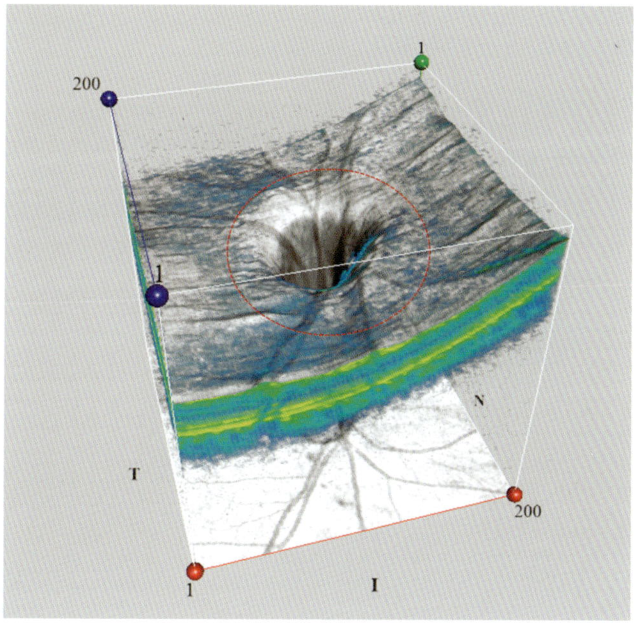

그림 1-3. 시신경유두의 입체구조 망막의 여러 부위에서 받아들인 시각정보는 전깃줄 같은 역할을 하는 신경섬유를 따라 시신경유두(그림의 빨간 점선 부위)로 모여들게 됩니다. 시신경유두는 마치 욕조에서 물이 빠져나가는 배수구처럼 가운데가 파여 있는 구조를 가지고 있는데 이렇게 파여 있는 모양을 '함몰'이라고 표현합니다. 시신경이 약해질수록 시신경유두가 더 많이 함몰된 모양을 띠게 됩니다.

유리체 눈의 가장 많은 부분을 차지하는 투명한 젤리와 같은 구조물로 눈의 형태를 유지하고 빛이 망막까지 잘 도달하게 도와주는 역할을 담당합니다.

시신경 각막 → 수정체 → 유리체를 통해 들어온 빛이 망막에 맺히게 되면 시신경을 통해 뇌로 시각정보가 전달됩니다. 시신경은 망막에 맺힌 상을 뇌로 전달하는 전깃줄과 같은 역할을 합니다. 시신경 중에서 망막과 연결되는 시작 부위를 시신경유두라고 합니다.

> 요약 **시각정보의 전달경로**
> 각막 → 수정체 → 유리체 → 망막 → 시신경 → 뇌

홍채 동공을 구성하여 카메라의 조리개처럼 눈으로 들어오는 빛의 양을 조절하는 구조물입니다. 모양체(섬모체)와 연결되어 있습니다.

전방 각막과 홍채 사이에 있는 공간입니다. 이 공간에는 방수라는 물이 흐르고 있습니다.

후방 홍채와 모양체, 수정체 사이에 있는 공간입니다. 이 공간에도 역시 방수가 흐르고 있습니다.

모양체 방수를 생산하는 역할을 합니다. 또한 수정체의 두께를 조절하여 초점이 정확히 맺히게 하는 역할도 합니다.

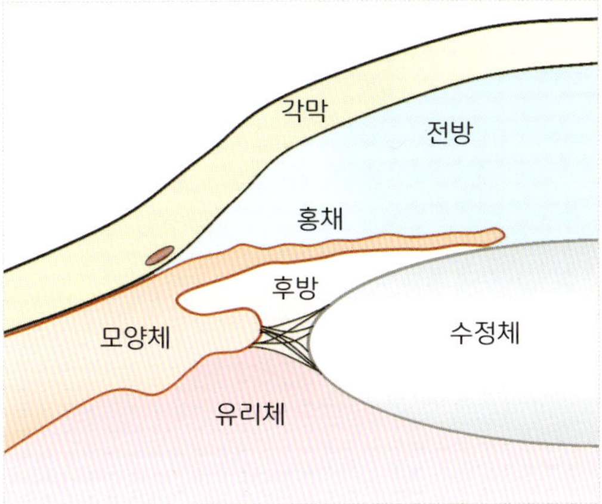

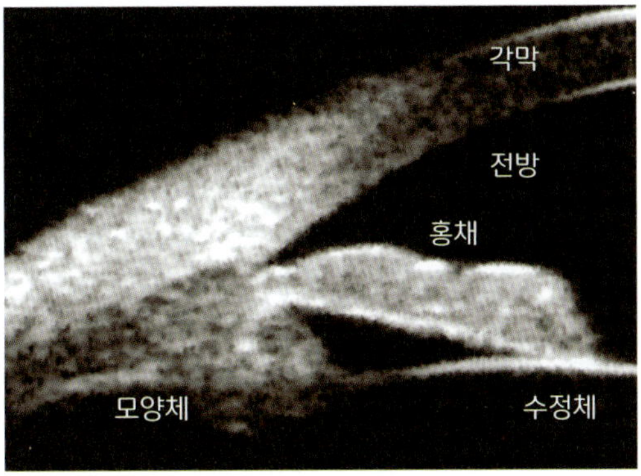

그림 1-4. 안압 조절과 관련된 구조물들 그림 1-1의 앞쪽 보라색 사각형 부분에 해당하는 부분입니다. 왼쪽은 간단하게 나타낸 그림이고 오른쪽은 초음파를 이용해서 찍은 실제 사람 눈의 모습입니다.

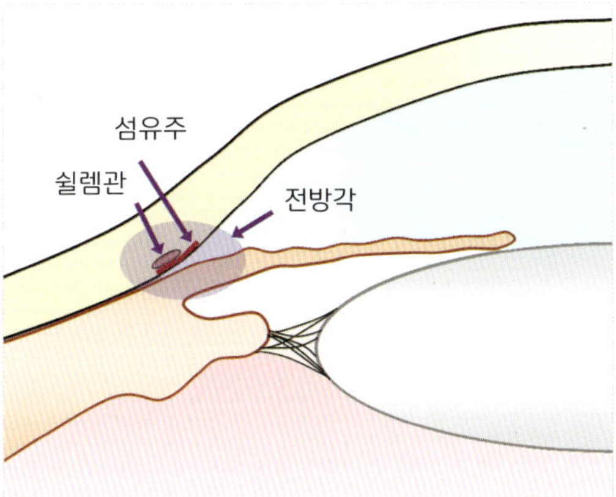

그림 1-5. 전방각의 구조물들

그중 특히 녹내장에 중요한 구조물이 전방각이라는 곳으로 그림 1-5의 보라색 동그라미 부분입니다. 전방각에는 섬유주, 쉴렘관, 공막극, 모양체 등의 구조물이 있습니다.

섬유주 방수가 전방에서 눈 주위의 정맥혈관으로 빠져나가는 입구입니다. 따라서 섬유주에 이상이 생기면 방수가 잘 빠져나가지 못하게 됩니다.

쉴렘관 섬유주를 지난 방수가 모이는 곳입니다. 역시 쉴렘관에 문제가 생기면 방수가 제대로 빠져나가지 못합니다.

집결관 쉴렘관을 거친 방수가 집결관에 모이게 되고, 집결관은 다시 눈 주위의 정맥혈관으로 연결되어 눈 밖으로 방수를 보내게 됩니다.

방수는 눈 속의 압력(안압)을 일정하게 유지하고 눈의 앞쪽에 있는 구조물들(각막, 수정체 등)의 산소 공급과 영양분 공급, 그리고 노폐물 제거라는 중요한 역할을 하고 있습니다. 몸의 혈액과 같은 역할을 한다고 생각하면 됩니다.

방수는 그림 1-6의 파란색 화살표와 같은 경로를 통해서 흐르게 됩니다. 즉, 모양체에서 만들어진 방수는 후방으로 배출되어서 수정체와 홍채 사이의 공간을 지나 전방으로 가게 되고, 수정체와 각막에 영양분을 공급하고 노폐물을 제거한 뒤 80-90% 정도는 전방각의 섬유주와 쉴렘관, 집결관을 통해서 눈 주위의 정맥혈관으로 배출됩니다. 나머지 10-20% 정도는 포도막과 공막을 통해서 배출되는 것으로 알려져 있습니다.

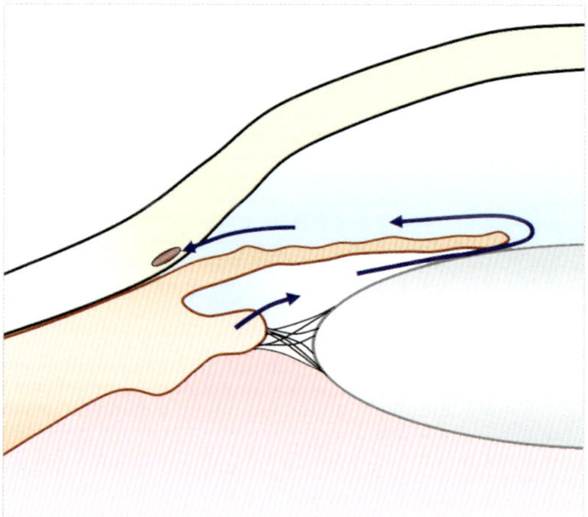

그림 1-6. 방수의 생성과 유출 경로

요약 **방수의 유출경로**
모양체에서 생성 → 후방 → 수정체와 홍채 사이의 공간 → 전방 → 전방각의 섬유주 → 쉴렘관 → 눈 주위의 정맥혈관

녹내장의 정의

녹내장은 높은 눈 속의 압력(안압) 때문에 시신경이 점점 약해지면서 보이는 범위(시야)가 점점 좁아지는 병입니다. 따라서 녹내장을 설명하는 핵심 단어는 '높은 안압', '시신경 손상', 그리고 '시야 결손'입니다.

높은 안압과 다른 추가 요인 → 시신경 손상 → 시야 결손

각 핵심 단어를 조금 더 자세히 살펴보겠습니다.

높은 안압

안압이 높으면 눈 속을 지나는 시신경이 압력 때문에 눌리게 됩니다. 눌린 시신경은 제대로 기능을 유지하지 못하고 점점 약해지게 됩니다. 식물의 줄기가 제대로 수분과 영양분을 공급받지 못해서 점점 말라비틀어지는 장면을 상상하면 될 것 같습니다.

그렇다면 '정상 안압'과 '높은 안압'의 정의는 무엇일까요? 녹내장이 없는 사람들을 대상으로 안압을 측정했더니 대부분 10에서 20mmHg 정도의 분포를 보였습니다. 그래서 대략적으로 알기 쉽게 10에서 20mmHg 정도의 안압을 '정상'으로 간주하고 있습니다. 하지만 여기서 조금이라도 벗어난다고 비정상은 아닙니다. 원래 다른 사람보다 조금 더 안압이 높은 사람도 있고, 낮은 사람도 있습니다. 마치 다른 사람들보다 키가 조금 더 크고 작은 사람이 있는 것처럼 말입니다. 따라서 나의 안압이 '정상'인지 아닌지는 지금 정도의 안압에서 눈에 문제가 생기는지 아닌지를 기준으로 봐야 합니다. 만약 안압이 25mmHg 정도로 다른 사람보다 조금 더 높더라도 나의 눈에 문제가 없다면 나에겐 정상인 것이고, 안압이 15mmHg 정도로 정상범위 이내라고 하더라도 시신경이 부담을 느껴서 점점 약해진다면 나에겐 높은 안압으로 봐야 합니다. 따라서 **'정상 안압'과 '높은 안압'이라는 것은 절대적으로 정해진 값이 아니라 사람마다, 상황에 따라 달라질 수 있는 상대적인 개념으로 봐야 합니다.**

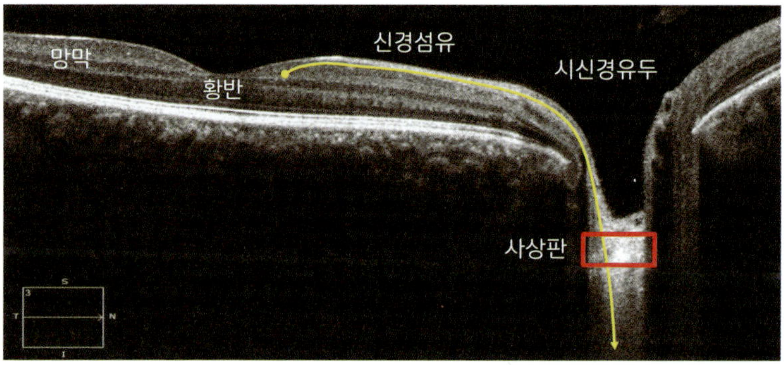

그림 1-7. 녹내장에서 손상받는 눈의 구조들 망막에서 받아들인 시각 정보는 신경섬유(노란 선)를 따라 시신경유두로 모여서 뇌로 전달됩니다. 이때 시신경유두로 모인 시신경은 사상판(빨간 사각형 부위)을 지나게 되는데 이 사상판의 구조에 변화가 생기면 여기를 지나는 신경섬유들이 손상받게 됩니다. 따라서 사상판은 녹내장의 발생에서 핵심 역할을 하는 구조물입니다.

시신경 손상

시신경은 크게 눈 속을 지나는 부분인 '시신경유두' 및 '신경섬유층'과 눈 밖에서 뇌까지 연결된 부분으로 나누어 볼 수 있는데 녹내장에서 주로 약해지는 부분은 눈 속을 지나는 부분입니다. '시신경이 약해진다'는 것은 이해하기 쉽게 표현한 것이고 조금 더 정확히 이야기 하자면 '시신경유두가 함몰되고(깊게 파여 들어가고)', '시신경테가 소실되고(얇아지고)', '신경섬유층에 결손이 생기는 것'을 뜻합니다. 결국 다 비슷한 말입니다. 특히 시신경이 지나는 길목에 시신경을 안정적으로 지지해 주는 '사상판'이라는 구조물이 있는데 안압이 높으면 이 사상판의 구조에 변화가 오면서 거기를 지나는 시신경들이 손상받는 것으로 알려져 있습니다. 참고로 사상판은 요리할 때 쓰이는 채처럼 구멍이 많이 뚫린 구조물로, 그 구멍으로 신경섬유들이 지나가고 있습니다. 따라서 사상판의 일부가 휘거나 무너져 내리면 그 구멍을 지나던 시신경들이 손상받게 됩니다. 최근에는 여러 방법을 통해서 사상판의 구조를 자세히 관찰하는 연구들이 활발하게 진행 중입니다.

시야 결손

시신경은 망막을 통해서 인식한 시각 정보를 뇌로 연결하는 전깃줄 같은 역할을 하고 있습니다. 따라서 시신경의 일부가 손상되면 그 부분의 정보는 뇌로 전달이 되지 않게 됩니다. 예를 들어 시

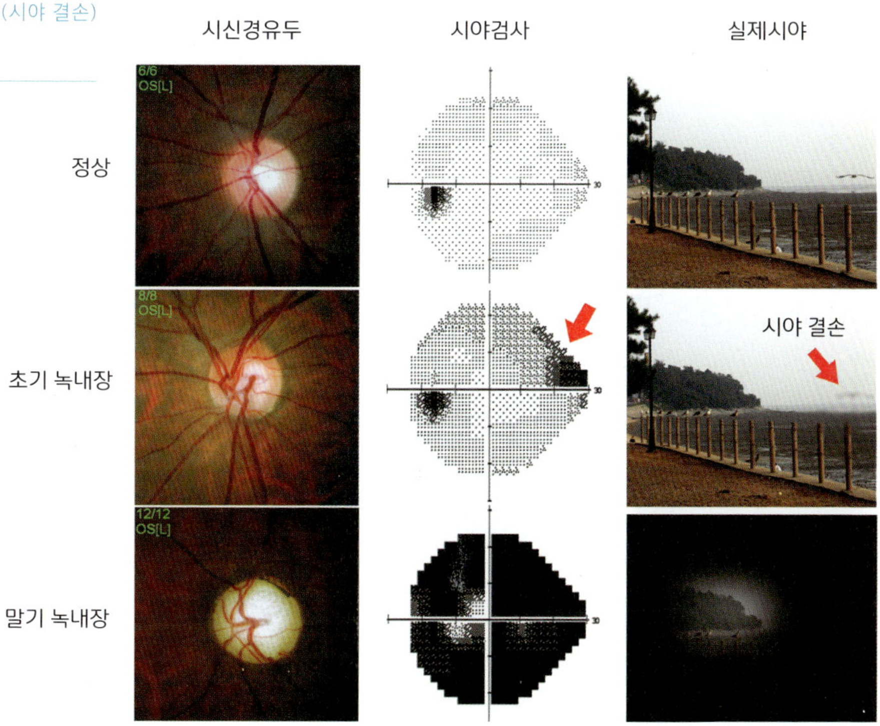

그림 1-8. 녹내장의 정의 높은 안압 때문에 눈 속의 시신경이 점점 약해지면서(시신경유두 함몰, 시신경테 소실, 망막신경섬유층 결손) 보이는 범위가 점점 좁아지는(시야 결손) 병입니다.

야의 아래쪽을 담당하는 시신경이 손상되면 그 부분의 정보가 뇌로 제대로 전달되지 않기 때문에 아래쪽이 잘 안 보이게 됩니다.

지금까지 이야기한 내용을 실제 안과 검사 결과로 보면 그림 1-8과 같습니다.

안압이 높다고 항상 시신경이 약해지는 것은 아닙니다. 안압이 높기는 하지만 시신경 손상이 아직 없는 단계를 **'고안압증'**이라고 합니다. 고안압증은 말 그대로 '안압이 높은 상태'로 정상보다 안압이 높지만 아직 시신경 손상과 시야 결손은 생기지 않은 상태입니다. 따라서 고안압증은 엄밀히 말하자면 녹내장은 아니지만 녹내장이 될 수 있는 위험요인을 가진 상황이라고 할 수 있겠습니다.

또한 시신경이 약해져 있다고 항상 시야 결손이 나타나는 것은 아닙니다. 아주 초기에는 시신경이 약하더라도 실제로 보는 데에는 지장이 없는 경우도 많습니다. 따라서 편의상 현재 안과에서 사용하고 있는 시야검사에서 아직까지 이상소견이 없으면 시야는 '정상'으로 간주하고 이 상태의 녹내장을 **'시야장애 전 녹내장'**이라고 합니다. 이 경우 아직 초기 단계라서 이때부터 진행을 잘 억제한다면 시야 결손의 발생을 예방할 수 있습니다.

한편 시신경검사와 시야검사에서 녹내장과 비슷한 소견들이 보이지만 아직 확실하게 녹내장이라 부르기에는 애매한 상태를 **'녹내장의증'**이라고 부릅니다. 한마디로 녹내장의증이란 정상과 녹내장의 사이에 있는 중간 상태를 뜻하는 말입니다.

요약 녹내장이란 안압 상승을 비롯한 여러 원인에 의해 시신경이 점점 약해지면서 보이는 범위가 점점 좁아지는 병입니다.

녹내장의 빈도와 분포

현재 녹내장은 전세계적으로 실명의 중요한 원인질환으로 알려져 있습니다. 녹내장의 빈도와 분포는 나라와 인종에 따라 차이가 있어서 미국에서 1990년대에 시행된 역학조사에 의하면 40세 이상 백인의 경우 약 2%, 흑인의 경우 약 4.7%에서 녹내장이 발견되었다는 보고가 있습니다. 또한 폐쇄각녹내장의 경우 전 세계의 여러 인종들 중에서 에스키모인들에게 특히 많이 발생하는 것으로 알려져 있습니다.

동양의 경우 1991년에 일본에서 시행한 역학조사 결과에 의하면 40세 이상 성인의 녹내장 유병률은 3.5%로 녹내장의 종류별로 살펴보면 원발개방각 녹내장이 0.58%, 정상안압녹내장이 2.04%, 원발폐쇄각녹내장이 0.34%, 기타 녹내장이 0.60%, 고안압증이 1.37%의 유병률을 보였습니다. 그중 특히 정상안압녹내장의 유병률이 높은 것이 다른 지역 사람들과 다른 점이라고 할 수 있습니다. 우리나라에서 2007-2008년에 충청북도 남일면에 거주하는 40세 이상의 주민을 대상으로 조사한 바에 의하면 **원발개방각녹내장 0.78%, 정상안압녹내장 3.07%, 고안압증 0.46%, 원발폐쇄각녹내장 0.52%, 이차녹내장 0.33%**로 일본과 비슷한 빈도와 분포를 보였습니다. 이 연구를 '남일 연구'라고 하는데 한국인의 녹내장 발생률과 종류를 체계적으로 분석한 최초의 연구이기 때문에 여러 면에서 중요한 의미를 가지고 있습니다. 그래서 남일 연구의 결과에 대해서는 다음 주제인 '한국인의 녹내장 역학조사 – 남일 연구'에서 따로 자세히 소개 드리겠습니다.

또한 **대부분의 녹내장의 경우 나이의 증가와 더불어 발생이 증가하기 때문에 앞으로의 고령화 현상을 감안한다면 앞으로 녹내장 환자의 수는 계속 증가할 것으로 예상됩니다.**

요약 녹내장은 나이가 들수록 유병률이 높아지며 우리나라 녹내장의 유병률은 40세 이상 성인의 경우 약 3-4%로 특히 그중 정상안압녹내장의 비율이 높은 것이 특징입니다.

한국인의 녹내장 역학조사－남일 연구

한국인의 녹내장 역학을 알기 위해 한국녹내장학회에서 농촌 지역인 충청남도 금산군 남일면에서 2007년부터 2008년까지 40세 이상의 주민 1928명 중 1532명(79.5%)을 대상으로 역학조사를 시행했습니다. 그중 원발개방각녹내장의 유병률과 위험요인, 폐쇄각의 유병률과 관련 요인, 안압의 분포, 중심각막두께의 분포 등에 관한 내용이 '남일 연구(The Namil Study)'라는 제목으로 여러 국제학술지에 발표되었습니다. 몇몇 중요한 결과를 정리해 보고자 합니다.

1. 역학조사의 방법과 대상

2007년 11월부터 2008년 2월 사이의 농한기를 이용하여 남일면에 거주하는 주민들을 대상으로 전신질환 유무, 안과질환 유무를 묻는 설문조사를 포함해서 시력검사, 굴절값 측정, 세극등현미경검사, 골드만 안압계를 이용한 3회의 안압측정, 90디옵터 렌즈를 이용한 안저검사, 전방각경 검사, 중심각막두께 측정, 전방깊이 및 안축장 측정, 시야검사 및 안저카메라를 이용한 안저촬영이 시행되었습니다. 스크리닝 검사에서 20mmHg 이상의 안압, 0.6 이상의 시신경유두 함몰비, 양안의 시신경유두 함몰비 차이가 0.2 이상, 시신경테의 이상소견, 시신경유두 출혈, 망막신경섬유층 결손, 시야 이상, 좁은 전방각 등의 소견이 발견된 주민들을 대상으로 추가로 험프리 자동시야검사계를 이용한 시야검사, 빛간섭단층촬영을 이용한 망막신경섬유층 정밀검사를 시행하였습니다. 검사 결과는 4명의 녹내장 전문가로 구성된 판독위원회가 3회에 걸쳐 회의를 통해 '국제 지리역학 안과회'(International Society of Geographical & Epidemiological Ophthalmology, ISGEO)의 녹내장 진단기준을 바탕으로 판독하였습니다.

2. 원발개방각녹내장의 유병률과 위험요인

원발개방각녹내장의 유병률은 3.5%였고, 그중 안압이 21mmHg 이하인 경우(정상안압녹내장)가 2.7%, 안압이 22mmHg 이상인 경우가 0.8%였습니다. 이는 일본 '타지미 연구'(Tajimi Study)의 원발개방각녹내장 유병률인 3.9%와 비슷한 수치입니다. 원발개방각녹내장의 위험요인을 분석한 결과, 나이가 많을수록, 안압이 높을수록, 갑상선 질환이 있을수록 원발개방각녹내장의 위험이 더 높은 것으로 나타났습니다.

3. 폐쇄각의 유병률

폐쇄각을 원발폐쇄각의증, 원발폐쇄각, 원발폐쇄각녹내장으로 구분했을 때, 그 유병률은 각각 2.0%, 0.5%, 0.7%였습니다. 녹내장만 고려했을 때, 원발개방각녹내장과 폐쇄각녹내장의 유병률은 5:1의 비를 보였는데 이는 일본 타지미 연구의 원발개방각녹내장(3.9%)과 폐쇄각녹내장(0.6%)의 유병률 비율인 6.5:1과 비슷한 값입니다. 폐쇄각은 고연령, 여성, 얕은 전방, 짧은 안축장(눈길이)과 관련 있었습니다.

4. 안압의 분포

남일면 주민 1,246명에게 골드만 안압계로 3회 측정한 우안의 평균 안압은 13.5mmHg(표준편차, 2.8mmHg)였습니다. 남일 연구 이전에 한국녹내장학회에서 도시 지역인 방배동에서 조사, 측정했던 1945명의 안압을 함께 분석했을 때, 도시 지역인 방배동의 평균 안압은 14.5mmHg(표준편차, 2.7mmHg)로 농촌 지역인 남일면보다 높았습니다. 남일면과 방배동에서 측정한 안압을 종합했을 때 총 3,191명의 평균 안압은 14.1mmHg(표준편차, 2.7mmHg)였습니다. 일본 타지미 시(Tajimi city)에서 정상인 7,313명을 대상으로 골드만 안압계로 측정한 평균값도 14.1mmHg(표준편차, 2.3mmHg)로 한국인의 안압과 비슷한 분포를 보였습니다. 안압과 관련된 요인들을 분석했을 때, 중심각막이 두꺼울수록, 수직 시신경유두함몰비가 클수록, 고혈압이 있거나, 흡연을 하거나, 여성일 경우 안압이 더 높은 것으로 나타났습니다. 반면, 나이가 들수록 10년에 0.2mmHg 정도 안압이 감소하는 것으로 나타났습니다.

5. 중심각막두께의 분포

남일 연구에서 중심각막두께 측정은 접촉식 초음파 각막두께 측정기를 이용하여 총 1,504안에서 시행되었는데, 그중 녹내장이 있거나 예전에 백내장 수술이나 시력교정 수술을 받은 눈을 제외한 1,259안이 최종 분석에 포함되었습니다. 평균 중심각막두께는 530.9μm (표준편차, 31.5μm)였고 범위는 380에서 627μm였습니다. 중심각막두께는 나이가 많을수록, 남성보다 여성이 작은 경향을 보였습니다.

요약하자면, 한국의 농촌 지역인 **남일면의 원발개방각녹내장 유병률은 3.5%였고, 그중 77%는 안압이 높지 않은 원발개방각녹내장(정상안압녹내장)이었습니다. 원발폐쇄각녹내장은 0.7%의 유병**

률을 보였습니다. 그 외에 이차녹내장의 유병률 0.3%를 함께 고려했을 때, 한국인의 전체 녹내장 유병률은 4.5%였습니다. 골드만 안압계로 측정한 평균 안압은 13.5mmHg였고, 안압은 중심각막두께, 수직 시신경유두 함몰비, 고혈압, 흡연, 성별, 나이와 관련 있었습니다. 평균 중심각막두께는 530.9μm로 나이, 성별, 고혈압, 안압과 관련 있었습니다.

| 남일 연구의 결과를 보고한 참고 문헌 |

Kim CS, Seong GJ, Lee NH, Song KC; Namil Study Group, Korean Glaucoma Society. Prevalence of primary open-angle glaucoma in central South Korea the Namil study. *Ophthalmology* 2011; 118: 1024-30.

Kim M, Kim TW, Park KH, Kim JM. Risk factors for primary open-angle glaucoma in South Korea: the Namil study. *Jpn J Ophthalmol* 2012; 56: 324-9.

Kim YY, Lee JH, Ahn MD, Kim CY; Namil Study Group, Korean Glaucoma Society. Angle closure in the Namil study in central South Korea. *Arch Ophthalmol* 2012; 130: 1177-83.

Suh W, Kee C; Namil Study Group and Korean Glaucoma Society. The distribution of intraocular pressure in urban and in rural populations: the Namil study in South Korea. *Am J Ophthalmol* 2012; 154: 99-106.

Hwang YH, Kim HK, Sohn YH; Namil Study Group, Korean Glaucoma Society. Central corneal thickness in a Korean population: the Namil Study. *Invest Ophthalmol Vis Sci* 2012; 53: 6851-5.

요약 한국인의 원발개방각녹내장 유병률은 3.5%였고, 그중 77%는 안압이 높지 않은 원발개방각녹내장(정상안압녹내장)이었습니다. 그 외에 이차녹내장의 유병률 0.3%를 함께 고려했을 때, 한국인의 전체 녹내장 유병률은 4.5%였습니다.

녹내장의 발생기전과 위험요인들

1. 녹내장의 발생기전

지금까지 알려진 녹내장의 발생기전은 크게 다음의 두 가지 요소로 나누어 볼 수 있습니다.

녹내장의 발생기전

1. 높은 안압에 의한 시신경 압박
2. 시신경으로 가는 혈액순환 장애

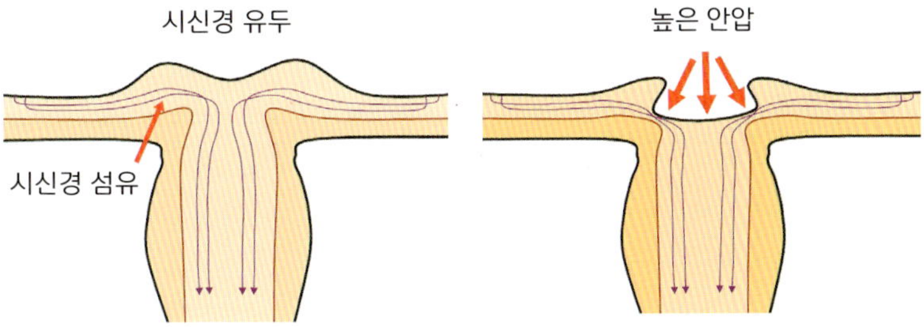

그림 1-9. 높은 안압에 의한 시신경손상 과정을 간단히 나타낸 그림 왼쪽 그림은 정상 시신경의 모습으로 망막에서 전달된 신경자극이 시신경으로 잘 전달되고 있습니다(시신경 섬유는 붉은색 화살표 선으로 표시). 오른쪽 그림처럼 안압이 높을 경우, 압력에 의해 시신경유두 표면이 눌리면서 움푹 파이게 되고(시신경유두 함몰), 거기를 지나가는 신경섬유들이 눌려서 손상 받게 됩니다(신경섬유 결손). 그 결과 손상 받은 신경섬유에 해당하는 부위의 시야에 이상이 생기게 됩니다.

눈은 항상 일정한 압력(안압)을 유지해야 그 기능과 형태를 보존할 수 있습니다. 하지만 안압이 너무 높거나 낮으면 눈의 기능과 형태에 이상이 생기게 됩니다. 마치 혈압이 너무 높거나 낮으면 몸의 여러 기관에 문제가 생기는 것과 같은 이치입니다. 안압은 사람마다 조금씩 차이가 있지만 대부분의 경우 10에서 20mmHg 정도의 범위에 있습니다. 만약 안압이 비정상적으로 높을 경우, 눈에 있는 여러 구조물들이 높은 압력에 의해 눌리게 되는데 특

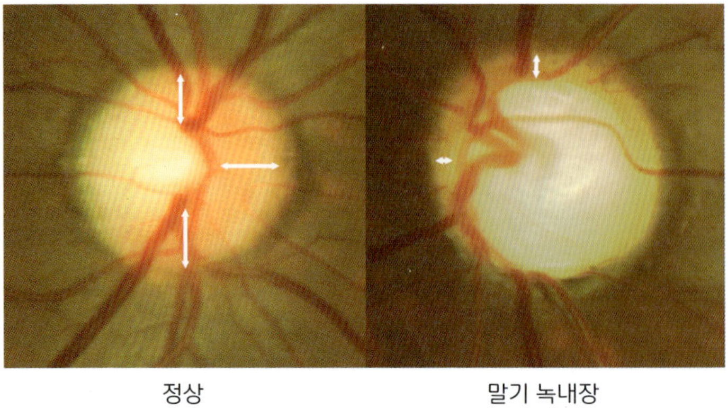

그림 1-10. 정상(왼쪽)과 녹내장(오른쪽) 시신경유두 사진 정상에서는 신경섬유들이 모여 있는 시신경테(흰색 화살표가 가리키는 부위)가 충분히 두꺼운 상태입니다. 하지만 안압이 높은 상태로 계속 지내게 되면 오른쪽 그림처럼 시신경테가 점점 얇아지고 그 자리가 아래쪽으로 꺼지면서 시신경유두 함몰이 커지게 됩니다.

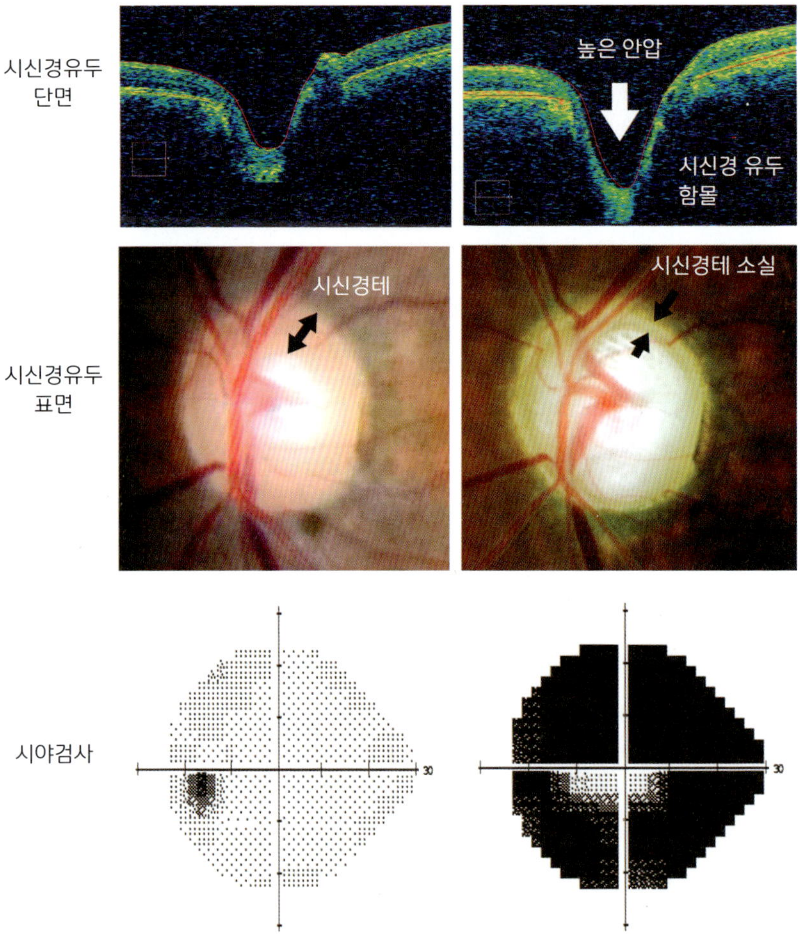

그림 1-11. 정상과 말기 녹내장이 있는 눈의 시신경유두 단면과 표면, 그리고 시야 검사 결과 같은 사람의 눈인데 제때에 녹내장 치료를 받지 못하면서 정상(왼쪽 그림)에서 말기 녹내장(오른쪽 그림)까지 진행한 경우입니다. 시신경유두가 함몰되고, 시신경테가 얇아지면서 보이는 범위도 많이 좁아졌습니다. 시야검사 결과에서는 잘 보이지 않는 부분일수록 더 어두운 색으로 표시됩니다. 따라서 이 눈의 경우, 가로축과 세로축이 만나는 부분인 시야의 중심 일부만 겨우 보이고(하얀색 부분) 나머지 부분은 거의 잘 보이지 않는 상태입니다(검은색 부분).

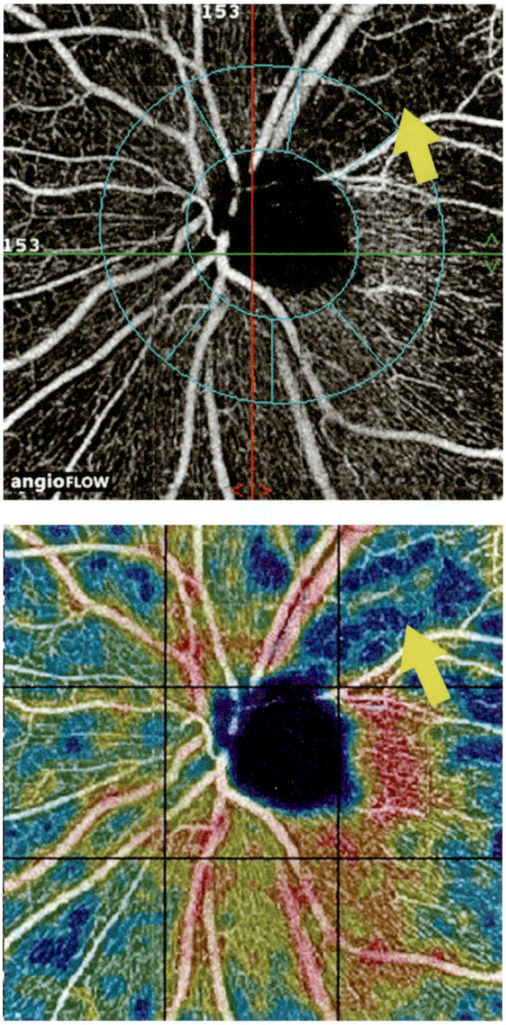

그림 1-12. 녹내장이 있는 눈의 빛간섭단층촬영(OCT) 시신경유두 혈관 조영 결과 별다른 조영제를 사용하지 않더라도 빛간섭단층촬영을 이용해서 시신경유두 주변의 혈관을 볼 수 있습니다. 정상 상태에서는 시신경유두 주위에 거미줄처럼 가느다란 혈관이 촘촘하게 위치하고 있지만(시신경유두의 아래쪽) 녹내장이 생겨서 시신경이 약해진 부위(시신경유두 위쪽)에는 다른 부위보다 혈관이 적고 혈류도 떨어져 있습니다(노란 화살표).

히 눈 속의 시신경이 압력에 약하기 때문에 먼저 손상을 받게 됩니다.

압력에 의해서 눌리는 것 외에 시신경으로 혈액공급이 잘 되지 않는 것도 녹내장 발생에 중요한 역할을 하는 것으로 알려져 있습니다. 특히 정상안압녹내장처럼 안압이 많이 높지 않은데도 시신경의 손상이 발생하는 경우, 혈액순환 장애가 중요한 역할을 하게 됩니다. 실제로 정상안압녹내장을 가진 환자들에게서 편두통이나 말초혈관질환, 혈액 응고이상 등의 혈액순환 장애가 동반되는 확률이 높다는 연구 결과들도 많습니다.

높은 안압에 의해서 시신경이 눌리는 것과 시신경의 혈액순환 장애는 각각 따로 일어나는 현상이라기보다는 서로 연관되어 나타나는 현상일 가능성이 높습니다. 안압이 높으면 혈관이 눌릴 테니 혈액순환에 장애가 생기는 것으로 생각할 수 있습니다. 손가락이나 손목을 꽉 쥐고 있으면 피가 안 통하면서 손끝이 저린 것과 같은 현상입니다. 또한 혈관이 압력에 의해서 직접 눌리지 않더라도 시신경이 약해지면 어차피 그곳으로 가는 혈액도 공급이 덜 필요해서 결과적으로 혈액순환이 줄어드는 것으로 생각할 수도 있습니다. 한편으로는 혈액순환이 잘 되지 않으니 그 결과로 시신경이 약해진다고 생각할 수도 있고, 두 가지가 동시에 일어날 수도 있습니다. 상황에 따라서 두 가지 요소가 차지하는 역할의 비중이 다를 수는 있지만 결국 높은 안압과 혈액순환 장애 두 가지 요소를 함께 고려해야 합니다.

2. 녹내장의 위험요인

"도대체 나에게 왜 녹내장이 생겼을까요?"

대부분의 환자들이 궁금해하는 것입니다. "내가 살면서 무엇을 잘 못했을까?"하는 생각부터 "20년 전에 눈을 부딪혔는데 그거 때문인가?", "어릴 때 눈병을 심하게 앓았는데 그거 때문인가?", "나는 안압이 높다는데 그러면 안압이 왜 높지?", "다른 사람은 이 정도 안압이라면 정상이라는데 나는 왜 녹내장이 생겼지?" 등등 온갖 생각을 하게 됩니다. 사실, 어떤 일이 생겼을 때 원인을 찾고 싶은 것이 당연한 마음일 것 같습니다. 안타깝게도 원인이 뚜렷한 녹내장보다는 그렇지 않은 녹내장이 훨씬 많습니다. 편의상 외상이나 염증 같은 특별한 원인이 있는 경우를 '이차 녹내장'이라 하고, 확실한 원인이 없는 경우를 '원발(일차) 녹내장'이라 부릅니다.

비록 원발 녹내장의 발생 원인을 확실히 알기는 어렵지만 적어도 어떤 경우에 녹내장이 더 잘 생기는지는 그동안 많은 연구를 통해서 알려져 있습니다. 따라서 어떤 눈에서 녹내장이 잘 발생하는지(위험요인)를 알 수 있다면 녹내장을 미리 찾아내거나 예방하는 데 도움이 될 것입니다.

녹내장의 위험요인은 크게 눈 자체의 요인들과 전신적인 요인들로 나누어 볼 수 있습니다.

1) 눈 자체의 위험요인들

① 안압 녹내장의 가장 중요한 위험요인은 높은 안압입니다. 안압이 높거나 변동이 큰 경우, 그렇지 않은 경우보다 녹내장이 발생할 확률이 더 높습니다. 안압은 여러 요인들에 의해 영향을 받습니다. 안압에 영향을 주는 몇몇 요인들을 정리하면 다음과 같습니다.

> **안압을 올리는 요인들** 나이의 증가, 폐경기 이후의 여성, 녹내장의 가족력, 아프리카와 아시아 사람들, 겨울, 누운 자세나 물구나무 자세, 근시, 카페인, 흡연
>
> **안압을 내리는 요인들** 여름, 유산소 운동, 임신

② 시신경유두의 모양 같은 안압이라도 시신경유두의 함몰이 크거나, 양안의 함몰이 비대칭적이거나, 시신경유두 주위에 위축이 있는 경우에 시신경손상의 가능성이 더 큽니다. 어릴 때부터 남들보다 신체의 어떤 부분이 약한 사람이 그 부위에 병이 더 잘 생기는 것처럼 시신경이 약한 눈이 있다고 보면 됩니다.

③ 눈의 굴절상태 근시안의 경우(오목렌즈 안경) 개방각녹내장 발생의 위험이 높은 것으로 알려져 있습니다. 반대로 원시의 경우(볼록렌즈 안경) 상대적으로 눈의 길이가 짧고, 눈 속의 공간도 좁다 보니 방수가 지나는 길이 좁아서 폐쇄각녹내장의 위험이 높습니다. 특히 근시는 젊은 사람들의 녹내장 발생에 중요한 역할을 하기 때문에 근시와 녹내장의 관계에 대해서는 다음 주제인 '20

대에도 녹내장이 생기나요?'라는 글을 통해서 조금 더 자세히 살펴보겠습니다.

④ 눈 자체의 형태이상 고원홍채나 소안구처럼 타고난 눈의 모양 자체가 폐쇄각녹내장이 생기기 쉬운 모양인 경우도 있습니다.

⑤ 기타 안과 질환들 증식당뇨망막병증, 망막정맥폐쇄, 눈의 종양이 있는 경우 신생혈관녹내장이 발생할 위험이 높고, 염증성 질환이 있는 경우 염증에 의한 녹내장 발생의 위험이 높아집니다.

2) 전신적인 위험요인들

① 나이와 인종, 가족력 여러 다른 부위와 마찬가지로 나이가 들수록 시신경도 약해지다 보니 녹내장의 위험이 더 높아집니다. 또한 인종별로 녹내장 발생의 위험이나 잘 생기는 녹내장의 종류도 다릅니다. 녹내장의 가족력이 있으면 그렇지 않은 경우보다 녹내장 발생 위험이 높습니다. 따라서 녹내장의 가족력이 있는 경우, 본인의 증상과 상관없이 안과검진이 꼭 필요합니다.

② 당뇨병과 고혈압, 편두동, 말초혈관질환 당뇨병이나 고혈압이 있는 경우 녹내장의 발생이 증가한다는 연구 결과들이 있습니다. 편두통이나 말초혈관질환, 갑상선질환, 자가면역질환들도 녹내장과 관련이 있다고 보고되었습니다.

요약 녹내장은 높은 안압 때문에 시신경이 눌리거나, 눈의 혈액순환에 이상이 있어서 발생하게 됩니다. 녹내장의 발생과 관련 있는 위험 요인들은 높은 안압, 시신경유두의 함몰, 근시, 고령, 당뇨, 혈관 질환 등이 있습니다.

20대에도 녹내장이 생기나요?

저는 이제 20대인데 녹내장이라니요?

근시가 있어서 어릴 때부터 안경을 쓰던 20대 대학생이 시력교정 수술을 받으러 안과에 갔다가 녹내장이 의심된다는 이야기를 듣고 진료실을 찾아왔습니다. 녹내장 정밀검사 결과, 양쪽 눈 모두 정말 녹내장이 있었습니다. 다행히 한쪽 눈은 아직 초기 상태였지만, 반대 눈은 시신경이 제법 많이 약해져서 이미 시야의 아래쪽 절반 정도가 잘 보이지 않는 상태였습니다. 검사결과를 함께 보면서 '녹내장이 있습니다'라고 이야기를 했는데 환자는 그 사실을 받아들이기 어려워하는 것 같아 보였습니다. '저는 이제 20대인데 이 나이에도 녹내장이 생기나요?'라는 질문을 여러 번 했습니다.

젊은 사람에게도 생기는 녹내장

녹내장은 눈 속에 있는 시신경이 점차 약해지면서 보는 범위가 조금씩 좁아지다가 말기에는 시력을 완전히 잃을 수도 있는 병입니다. 시신경이 약해지는 가장 중요한 원인은 높은 안압과 노화입니다. 따라서 나이가 들수록 녹내장이 생길 확률이 높아집니다. 그래서인지 왠지 녹내장이라고 하면 나이 많은 사람에게만 생기는 병으로 생각하기 쉽습니다. 하지만 아기부터 10-30대의 비교적 젊은 나이에도 녹내장이 생길 수 있습니다. 우리나라 건강심사평가원의 2012년에서 2017년 자료를 바탕으로 지난 6년간 나이별로 녹내장 진료를 받은 환자 수를 분석해 봤더니 40세 미만 환자의 비율이 약 17% 정도였습니다. 즉, 녹내장 때문에 안과를 방문한 환자가 100명이라면 그중 17명은 40세 미만(30대 이하)이라는 뜻입니다. 생각보다 높은 비율입니다.

젊은 나이에 생기는 녹내장의 중요한 원인, 고도 근시와 녹내장 가족력

그렇다면 왜 이런 일이 생길까요? 우리나라에서 가장 흔한 '원발개방각녹내장(정상안압녹내장 포함)'을 기준으로 살펴본다면 젊은 나이에 녹내장이 생기는 가장 중요한 이유는 1) 고도 근시와 2) 녹내장의 가족력입니다. 근시는 말 그대로 가까이는 잘 보이는데 멀리 볼 때 잘 보이지 않아서 안경이나 렌즈를 써야 하는 상태를 뜻하는 말입니다. 사실, 몇 십 년 전만 해도 초등학교에 안경 쓴 친구가 있으면 신기하게 생각했는데 지금은 안경을 쓴 친구가 더 많을 정도로 상황이 많이 변했습니다. 그렇기 때문에 젊은층의 녹내장 환자 수도 계속 늘고 있습니다. 근시가 심한 눈은 근시가 없는 눈에 비해서 눈의 앞뒤 길이가 길기 때문에 상대적으로 눈을 지지하는 구조물들의 두께가 더 얇고, 힘도 약해지기 마련입니다. 풍선을 더 크게 불수록 풍선의 표면이 더 얇아지고 터지기 쉬운 것과 같은 원리입니다. 따라서 근시가 있는 눈은 근시가 없는 눈보다 시신경과 그 주변의 구조물들이 약해지면서 젊은 나이라도 시신경이 잘 손상받게 됩니다.

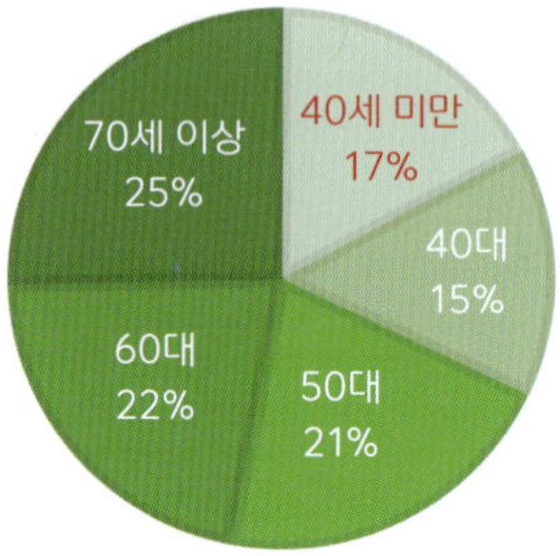

그림 1-13. 녹내장환자의 나이별 분포 40세 미만이 전체의 약 17% 정도 됩니다.

물론 근시가 있다고 다 녹내장이 생기는 것은 아닙니다. 하지만 전 세계의 여러 연구들에 의해서 근시가 심할수록 녹내장의 발생 위험이 몇 배 이상 높아진다는 것이 확인되었기 때문에 근시가 녹내장 발생의 중요한 위험인자라는 것은 대부분의 녹내장 전문가들이 동의하는 내용입니다.

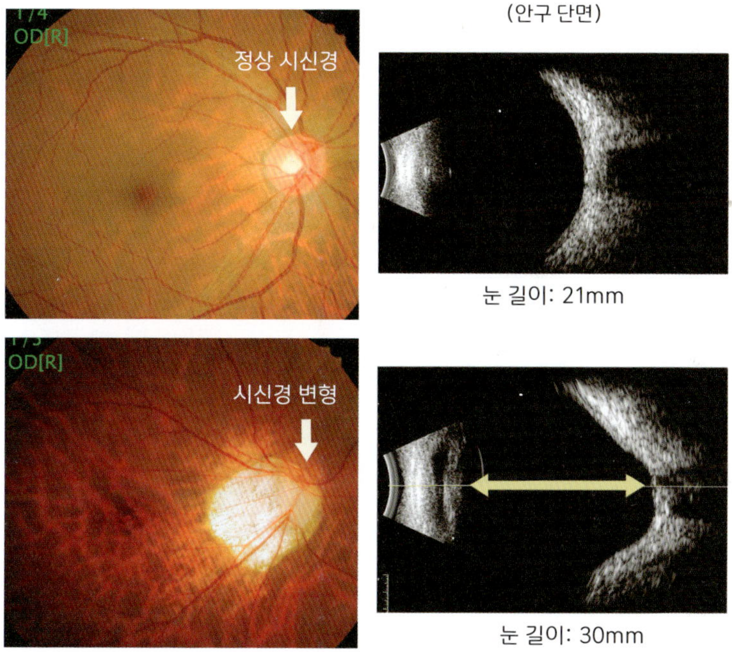

그림 1-14. 비근시안(근시가 없는 눈)과 고도근시안의 모양 비교 근시가 있는 눈은 앞뒤로 길이가 길어지면서 시신경이 당기고 비틀어지게 됩니다. 그래서 시신경유두 모양을 사진으로 찍어 보면 근시가 없는 눈은 동그란 도넛 또는 반지 모양인데 고도근시가 있는 눈은 타원형으로 찌그러져 있고, 방향도 뒤틀려 있습니다. 이 과정을 거치면서 시신경이 손상되어 녹내장이 발생하게 됩니다.

젊은 나이에 녹내장이 생기게 되는 또 다른 중요한 위험요인은 녹내장의 가족력입니다. 사실 부모가 녹내장이 있다고 자녀가 녹내장이 다 생기는 것은 아닙니다. 오히려 유전되지 않는 경우가 훨씬 많지만 그래도 가족력이 없는 사람보다는 상대적으로 녹내장의 발생 위험이 높기 때문에 다른 사람들보다 일찍 녹내장 검진을 시작하는 것이 좋습니다.

원발개방각녹내장 이외에 다른 형태의 녹내장도 젊은 나이에 생길 수 있는데 1) 아기 때부터 눈의 발생에 이상이 있어서 안압 조절이 정상적으로 되지 않는다면 선천녹내장이 생길 수 있고, 2) 젊은 나이에 당뇨가 있다면 신생혈관녹내장, 3) 류머티즘질환 등이 있다면 포도막염에 의한 녹내장, 4) 스테로이드 같은 약물을 오래 사용한다면 스테로이드녹내장, 5) 눈을 다친다면 외상에 의한 녹내장 등이 발생할 수 있습니다.

녹내장을 극복하는 최선의 방법은 조기 발견

녹내장이 실명까지 될 수 있는 병인 것은 맞지만 녹내장의 종류, 발견 시기, 대처 방법에 따라서 예후가 많이 다릅니다. 만약 녹내장 종류가 독한 종류가 아닌 일반적인 형태(예를 들면, 정상안압녹내장)이고, 초기에 잘 발견을 해서, 꾸준히 잘 치료받는다면 실명까지 가지 않는 경우가 훨씬 많습니다. 특히 고도근시 때문에 생긴 녹내장은 다른 형태의 녹내장보다는 악화되는 속도가 빠르지 않은 것으로 알려져 있습니다. 따라서 가장 먼저 해야 할 일은 혹시 나에게 녹내장이 있는지 확인하는 것입니다. 우선 안과를 방문하여 안압측정과 안저검사를 받으면 어느 정도 감별이 가능합니다. 그 단계에서 애매하다면 추가로 정밀 검사를 받으면 됩니다. '나는 눈에 크게 불편한 증상이 없으니 검사를 안 받아도 되지 않을까요?'라고 생각할 수도 있지만 대부분의 녹내장은 초기에 특별한 증상이 없습니다. 실제로 녹내장을 진단받은 사람들이 녹내장을 알게 된 경로를 분석했더니 대부분 다른 증상 때문에 우연히 안과를 갔다가 발견되거나 건강검진을 통해서 발견되었습니다. 따라서 증상으로 녹내장 유무를 판단하지는 않기 때문에 나의 불편함과 상관없이 안과 검진을 받아야 합니다.

부모가 자녀에게 줄 수 있는 선물, 안과 검진

'우리 아이는 언제부터 녹내장 검사를 받으면 될까요?' 녹내장이 있는 환자들이 제일 많이 하는 질문 중 하나입니다. 근시의 정도나 안압에 따라 다르겠지만 대부분의 경우, 너무 어릴 때부터 무리해서 할 필요 없이 초등학생, 중학생 시절까지는 일반적인 안과 검진 정도만 받아도 되고, 조금 더 자세한 녹내장 검사는 고등학생이나 대학생 시절부터 시작해도 될 것 같습니다. 실제로 녹내장이 초등학생이나 중학생 시절에 생기는 경우는 매우 드물기 때문입니다. 부모가 자녀에게 눈 건강을 위해서 해줄 수 있는 최고의 선물 중 하나가 안과 검진이라고 생각합니다. 특히, 어릴 때 안저사진을 잘 찍어 둔다면 그 사람의 소중한 평생 자산이 될 거라 생각합니다. 녹내장의 핵심은 시간이 지나면서 시신경이 점점 약해지는 것인데 그것을 평가하는 가장 좋은 방법이 예전의 상태와 비교하는 것이기 때문입니다. 지금 찍어 놓은 사진 한 장이 몇십 년 뒤에 결정적인 단서가 될지도 모르는 일입니다.

20-30대에는 녹내장이 생기지 않을 거라는 막연한 생각 때문에 녹내장 검사를 받을 생각을 하지 못하고 그냥 지내다가 40-50대가 되어서 이미 시신경이 많이 손상된 상태에서 녹내장을 발견하게 되는 경우를 자주 접하게 됩니다. 조금만 더 일찍 알았더라면… 그래서 초기 상태에서 더 나빠지지 않게 열심히 치료했더라면 훨씬 더 건강하고 행복하게 지낼 수 있지 않았을까 하는 생각을 하게 됩니다. 아무쪼록 젊다고 막연하게 안심하지 마시고, 한번쯤 시간 내서 녹내장 검사를 꼭 받아보시기 바랍니다. 특히, 고도 근시가 있거나 녹내장 가족력이 있다면 녹내장 검사는 선택이 아니라 필수라는 사실, 꼭 기억해 주시기 바랍니다.

요약 20-30대의 젊은 나이라도 근시가 있거나 가족력이 있다면 녹내장이 생길 수 있습니다. 따라서 불편한 점이 없더라도 녹내장 유무를 젊을 때부터 미리 확인하는 것이 좋습니다.

녹내장과 유전

녹내장과 관련된 여러 유전자가 발견되었지만 그 유전자 이상만으로는 녹내장의 발생을 모두 설명하지 못합니다. 아마도 녹내장의 발생에는 유전적인 요인과 환경적인 요인이 모두 관여할 것으로 추정되는데, 현재까지는 각 개인에게 어느 정도의 유전적 요인, 환경적 요인이 작용하는지 정확히 계산할 수는 없습니다. 다만 통계적으로 유전적인 요인이 어느 정도 녹내장 발생에 기여하는지 조사한 보고는 있습니다.

1987년 Teikari*의 조사에 의하면 108쌍의 개방각녹내장 환자를 가진 쌍둥이에서 29쌍의 일란성 쌍둥이 중 3쌍이 모두 녹내장을, 79쌍의 이란성 쌍둥이 중 3쌍이 모두 녹내장을 가지고 있어 총 114명(73 원발개방각녹내장, 34 거짓비늘녹내장, 7 두 형태 복합)이 녹내장이었습니다. 이 연구에서 계산된 개방각녹내장의 유전율(heretability)은 13%이었습니다.

* Teikari JM. Genetic factors in open-angle (simple and capsular) glaucoma. A population-based twin study. Acta Ophthalmol (Copenh). 1987; 65: 715-20.

Wolfs 등(1998)*의 다른 연구에 의하면 개방각녹내장 환자 48명(평균 나이 73.8세)의 형제자매(평균 나이 72.3세)의 녹내장 유병률은 10.4%, 자녀(평균 나이 42.2세)는 1.1%, 대조군 155명(평균 나이 76.7세)의 형제자매 녹내장 유병률은 1.1%, 자녀에서는 0%였습니다. 이를 토대로 계산하면 80세에 녹내장이 발생할 확률은 녹내장 가족력을 가진 사람이 22%, 대조군에서 2.4%였습니다. 즉, 가족력을 가진 사람이 그렇지 않은 사람보다 녹내장이 발생할 확률

* Wolfs RC, Klaver CC, Ramrattan RS, et al. Genetic risk of primary open-angle glaucoma. Population-based familial aggregation study. Arch Ophthalmol. 1998; 116: 1640-5.

이 9.2배 높았고 유전적인 요인이 녹내장 발생에 관여하는 비율은 16.4%로 추정되었습니다. Wolfs 등의 조사에서 주의할 점은 녹내장 가족력 중 형제자매의 유병률이 자녀의 유병률보다 높다는 것을 액면 그대로 받아들이면 안 된다는 점입니다. 형제자매의 나이는 환자와 비슷하였지만 자녀의 나이는 한참 젊은 나이라 자녀가 환자의 나이 때가 되면 녹내장의 유병률이 증가할 것으로 예측할 수 있기 때문입니다.

위 두 조사에서 추정 가능한 것은 유전으로 녹내장을 설명할 수 있는 비율이 10-20% 정도 될 것이라는 점입니다. 또한 녹내장은 유전자에 의해 어떠한 일정한 규칙을 가지고 다음 세대로 유전되는 병이 아니기 때문에 굳이 '내 아이도 녹내장이 있으면 어떻게 하나?' 하는 걱정에 자녀 출산까지 걱정할 필요는 없습니다. 실제로는 아이에게 녹내장이 생기지 않을 확률이 훨씬 높기 때문입니다.

최근 연구들에 의하면 녹내장의 발생뿐만 아니라 치료에 대한 반응에도 유전적인 요인들이 관여하는 것으로 알려져 있습니다. 즉, 같은 약물로 치료를 하더라도 그 사람의 유전적인 요인에 따

요약 유전은 녹내장의 발생 및 약물치료에 대한 반응에 영향을 주는 것으로 알려져 있습니다. 하지만 아직 녹내장의 유전적인 영향에 대해 알려진 바가 적고 환경요인이 많은 영향을 주기 때문에 본인이 녹내장을 가지고 있다고 하더라도 너무 심각하게 받아들일 필요는 없습니다.

라 약물에 대한 반응이 다를 수 있다는 것입니다. 따라서 각자의 유전적인 요인을 고려해서 자신에게 가장 잘 맞는 약물을 선택해서 치료한다면 효율적인 치료가 될 것으로 기대할 수 있지만 아직은 정보과 경험이 부족하여 실제로 진료실에서 바로 적용하기에는 한계가 있습니다.

녹내장의 진행

앞서 녹내장이 어떤 병인지 이야기하면서 '시신경이 점점 나빠지면서 보이는 범위가 점점 좁아지는 병'이라는 표현을 썼습니다. 여기서 이야기 하는 '점점'은 '진행을 한다(점점 나빠진다)'는 뜻으로 '진행'은 녹내장의 중요한 특징 중의 하나입니다. 만약 시신경이 약하고 시야 결손이 있더라도 더 나빠지지 않고 그대로 계속 유지가 된다면 굳이 힘들게 치료할 필요가 없을 것입니다. 예를 들어, 태어날 때부터 선천적으로 시신경에 문제가 있는 경우, 많은 경우에 시간이 지나도 처음 상황과 비교해서 큰 차이가 없기 때문에 따로 약물치료나 수술을 하지 않고 혹시 변화가 있나 지켜보기만 하는 경우가 많습니다. 하지만 녹내장 때문에 시신경이 약해진 경우라면 가만두게 되면 점점 나빠지기 때문에 적절한 조치가 반드시 필요합니다.

그렇다면 두 가지 의문이 생깁니다.

1) 나의 녹내장은 얼마나 빨리 진행하고 있는가? 지금 상태라면 앞으로 실명까지 될 가능성이 높은지? 며칠 혹은 몇 달 내에 당장 실명되는 것은 아닐까? (진행의 속도)
2) 녹내장이 진행하는지 아닌지 어떻게 아는지? (진행의 판단)

진행의 속도

일부 급성 녹내장을 제외한 대부분의 녹내장은 뚜렷한 증상 없이 서서히 진행하기 때문에 녹내장에 의한 시기능 저하를 '소리 없는 실명'이라고 부릅니다. 녹내장을 '시력 도둑'이라 부르는 것도 같은 맥락입니다. 많은 환자들이 '녹내장이 결국에는 실명될 수 있는 병이라던데 그렇다면 몇 년쯤 지나면 내가 실명이 될까요?'라는 질문을 합니다. 아쉽게도 '정확히 몇 년 뒤에 어느 정도의 확률로 실명이 될 수 있다'는 정확한 수치를 알아내는 것은 매우 어렵습니다. 사람에 따라, 같은 사람이라도 시기에 따라 진행 속도가 다를 수 있기 때문입니다. 다행스러운 것은 너무 늦지 않게 조기에 녹내장을 잘 발견하고, 의사가 권하는 치료를 잘 따른다면 녹내장이 빠른 시일 내에 급속히 진행하는 경우는 많지 않다는 것입니다.

만약 여러 사정으로 치료를 받지 못하는 경우 어떻게 될까요?

치료하지 않은 원발개방각녹내장에 대한 자연경과는 윤리적인 이유 등 때문에 많이 알려져 있지는 않습니다. St. Lucia에서 1986년-87년 사이 녹내장 역학조사 후 364명이 녹내장 및 녹내장 의증으로 판명된 후 10년 경과 후 이 중 205명에 대한 시야검사를 시행한 연구가 있습니다(Wilson et al., 2002*). 이 연구에서는 많은 환자들이 경제적인 이유로 진단 후 치료를 받지 않았습니다. 이들 환자에서 10년 동안 한 눈 시야가 말기로 진행한 경우는 16%였으며 이 중 절반 이상이 10년 전 시야 이상이 없거나 초기인 경우였습니다.

* Wilson MR, Kosoko O, Cowan CL Jr, et al. Progression of visual field loss in untreated glaucoma patients and glaucoma suspects in St. Lucia, West Indies. Am J Ophthalmol. 2002; 134: 399-405.

치료를 받은 환자의 실명률에 대하여는 몇몇 연구가 있습니다. 미국 미네소타에서 조사된 내용을 보면 고안압증을 포함하는 녹내장 관련 질환 환자가 한 눈이 실명할 확률은 27%, 양안 실명할 확률은 9%였습니다. 고안압증을 제외하고 전형적인 원발개방각 녹내장(안압이 높고, 시신경에 이상이 있고, 시야에 이상이 있는 경우) 환자만을 대상으로 조사한 결과, 20년 후 한 눈이 실명할 확률은 54%, 양안이 실명할 확률은 22%였습니다. 이 자료는 1965년부터 1980년까지 진단받은 환자를 대상으로 한 조사입니다(Hattenhauer et al., 1998*). 그 밖에 워싱턴 대학교의 조사에 의하면 치료받은 환자에서 15년 후 한 눈 실명률은 14.6%, 양안 실명률은 6.4%였으며, 아이오와 대학교의 조사에서는 22년 치료 후 19%에서 실명하였다고 알려졌습니다. 반면, 녹내장의 진행이 심하지 않다는 견해도 있는데, 시야의 진행으로 유추하여 계산하면 치료를 받은 원발개방각녹내장 환자가 한 눈에 시야이상이 발견되어 실명까지 이르려면 40년의 세월이 지나야 한다는 보고도 있습니다(Quigley et al., 1996*).

* Hattenhauer MG, Johnson DH, Ing HH, et al. The probability of blindness from open-angle glaucoma. Ophthalmology. 1998; 105: 2099-104.

* Quigley HA, Tielsch JM, Katz J, Sommer A. Rate of progression in open-angle glaucoma estimated from cross-sectional prevalence of visual field damage. Am J Ophthalmol. 1996; 122: 355-63.

다행스러운 것은 이들 조사는 지금보다는 녹내장의 치료가 발달하지 않았던 과거의 경험이라는 점입니다. 치료 방법이 더 발달한 현재에 치료받고 있는 환자들 대상으로 한다면 실명률은 더 낮을 것으로 생각합니다. 또한 실명의 대한 정의가 여러 가지 기준이 있기 때문에 연구 결과를 해석할 때 주의해야 합니다. 예를 들어 안경이나 렌즈를 착용하고 측정한 교정시력이 0.02 이하이면 실명으로 간주하기도 하고, 0.05나 0.1 이하를 실명으로 보는 경우도 있습니다. 시야를 기준으로 했을 때는 중심 10도 이내만 시야가 남아 있는 경우를 실명으로 보기도 하고, 20도 이내를 기준으로 삼기도 합니다. 우리가 일반적으로 생각하는 아예 깜깜하게 하나도 안 보이는 실명과는 정의가 다릅니다. 따라서 여러 연구에서 이야기하는 '실명'이라도 어느 정도는 보이는 상태라 아예 깜깜해지는 실명의 확률은 훨씬 더 낮을 것으로 보입니다.

지금까지의 연구는 주로 안압이 정상 범위보다 높은 녹내장을 대상으로 한 것이고 우리나라에서 가장 많은 형태인 정상안압녹내장은 진행이 더 느린 것으로 알려져 있습니다. 정상안압녹내장연구그룹(Collaborative Normal-Tension Glaucoma Study Group)은 2001년 정상안압녹내장 환자 중 치료군에 포함되지 않은 환자를 대상으로 5-7년간 관찰한 결과를 발표하였습니다.* 그 보고에 의하면 약 반수의 환자에서 국소적인 진행이 관찰되었으며 전체적으로 보아 진행 정도는 심하지 않았습니다. 그러나 환자와 환자에 따라 진행하는 정도는 매우 변이가 심하여 환자 개인 간에는 진행 정도가 10배 이상 차이가 나기도 하였습니다.

* Collaborative Normal-Tension Glaucoma Study Group. Comparison of glaucomatous progression between untreated patients with normal-tension glaucoma and patients with therapeutically reduced intraocular pressures. Am J Ophthlamol. 1998; 126: 487-97.

치료를 받지 않았을 때 어떻게 될지를 결정하는 가장 중요한 요인은 녹내장의 종류입니다. 폐쇄각녹내장, 신생혈관녹내장, 염증에 의한 녹내장처럼 안압이 정상 범위보다 몇 배로 많이 높은 녹내장의 경우, 몇 주에서 몇 달 만에 실명이 되어 버리기도 하고, 반대로 안압이 높지 않은 정상안압녹내장은 치료를 하지 않더라도 진행의 속도가 매우 느려서 실제로 생활하는 데에는 큰 영향이 없는 경우도 많습니다. 또한 진단 당시의 녹내장의 정도도 중요합니다. 처음 진단 당시에 이미 녹내장이 심하다면 앞으로도 더욱 심해질 확률이 높고, 아직 초기라면 조금 더 여유를 가질 수 있습니다.

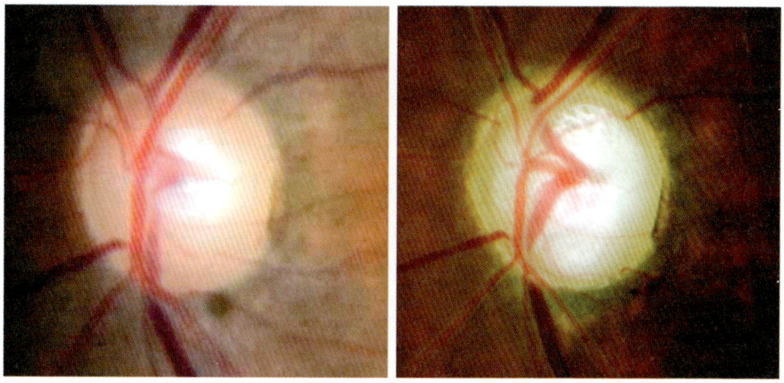

그림 1-15. 몇 달 사이에 정상에서 말기 녹내장이 되어 버린 환자의 시신경유두 사진
처음 방문 시에 안압이 50mmHg 정도로 많이 높은 상태였지만 여러 사정으로 제때에 치료를 받지 못했던 경우입니다. 처음에는 안압만 높고 시신경은 정상이었지만(왼쪽 그림) 안압이 높은 상태로 몇 달을 지냈더니 시신경유두의 함몰이 커지고, 시신경테가 얇아진 모습을 볼 수 있습니다(오른쪽 그림).

만약 치료를 잘 받는다면 어떻게 될까요? 대부분의 경우는 진행의 속도가 많이 느려지거나 진행을 멈추게 됩니다. 특히나 정상안압녹내장은 실명까지 가는 경우가 적습니다. 하지만 의사가 권유한 치료를 열심히 따르더라도 진행하는 경우도 있습니다. 그럴 때는 사용 중인 약을 바꾸거나 다른 약을 추가하거나 레이저 시술을 추가로 받거나 수술로 치료 방향을 바꾸기도 합니다.

진행의 판단

녹내장의 정의가 '시신경이 점점 약해지면서 보이는 범위가 점점 좁아지는 병'이기 때문에 녹내장이 더 나빠지는지 확인하기 위해서는 '시신경의 변화'와 보이는 '범위(시야)의 변화'를 관찰하는 것이 가장 정확한 방법입니다. 시신경의 변화는 기본적으로 안과 의사가 진료실에서 여러 기구를 이용해서 시신경의 모양을 보고 알 수 있고, 조금 더 자세히 관찰하기 위해서는 사진이나 빛간

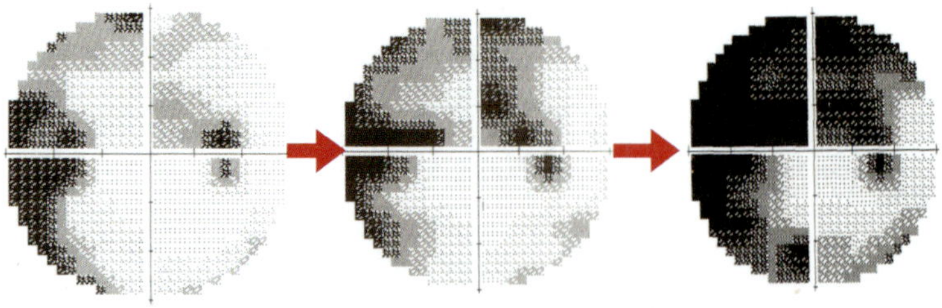

그림 1-16. 반복적인 시야검사를 통해서 녹내장이 진행하는 것을 확인할 수 있는 증례 왼쪽부터 차례로 2006년, 2007년, 그리고 2008년의 우안 시야검사 결과입니다. 이 환자는 여러 사정 때문에 약물치료를 꾸준히 받지 못했습니다. 그 결과, 시간이 흐를수록 점점 시야 결손(검은 점으로 나타난 부분)이 커지고 있습니다. 이와 같은 추세라면 몇 년 내에 나머지 부분의 시야도 모두 검게 변해 버릴 가능성이 높습니다.

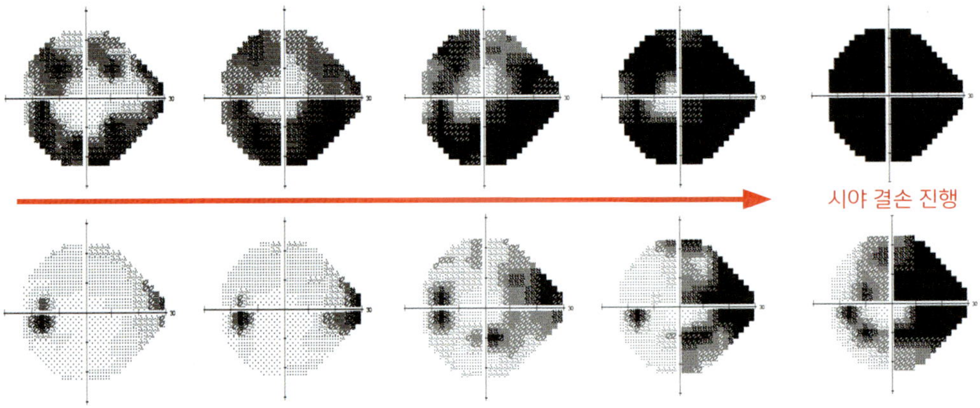

그림 1-17. 녹내장 시야 결손의 진행 양상 위의 줄과 아래 줄은 각각 다른 환자의 시야검사 결과를 시간에 따라 비교한 것으로 두 경우 모두 치료를 제대로 받지 못해서 시야 결손이 점점 더 심해지고 있습니다. 특히 위 줄의 경우, 처음 진단 받을 때에는 그래도 보이는 부분(흰색 부분)이 많이 남아 있었는데 나중에는 완전히 실명이 되어 버렸습니다. 아래 줄의 경우, 처음에는 초기 녹내장이라 실제 생활에는 별로 불편함이 없는 상황이었지만 나중에는 제대로 보이는 부분이 많이 줄어들었습니다.

섭단층촬영(OCT) 같은 검사를 추가로 하기도 합니다. 시야의 진행 유무는 같은 환경에서 시야검사를 반복해서 예전 검사결과와 비교하는 것이 제일 효과적인 방법입니다. 그렇기 때문에 예전에 했던 검사라도 반복적으로 시행하는 것이 녹내장 진행 여부 판단

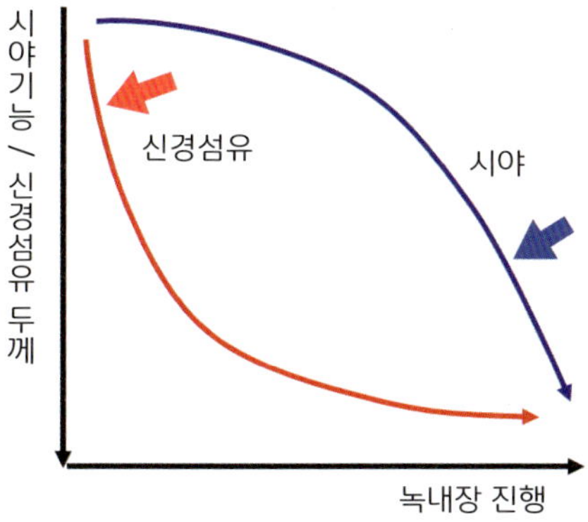

그림 1-18. 녹내장의 단계에 따른 진행 양상을 보여 주는 그림 녹내장은 단계에 따라 주로 변화가 나타나는 부위가 다릅니다. 대부분의 경우 아주 초기에는 시야보다는 신경섬유에서 더 변화가 잘 나타나고(빨간 화살표), 진행될수록 신경섬유보다는 시야에서 변화가 더 잘 나타납니다(파란 화살표). 하지만 이러한 변화는 사람마다 다양하게 나타나기 때문에 녹내장의 진행을 자세히 파악하기 위해서는 어느 한 종류의 결과만 관찰하기보다는 녹내장과 관련된 여러 구조물과 기능의 변화를 폭 넓게 검사해서 종합적으로 판단해야 합니다.

에 도움이 됩니다. 검사의 주기는 각자의 상태에 따라서 다른데 대부분 몇 달에서 1-2년 간격으로 시행하게 됩니다. 녹내장 검사를 반복해서 하는 것을 힘들어하거나 부담스러워하는 환자가 많습니다. 특히 시야검사는 좁은 기계 안에서 집중해서 해야 하기 때문에 힘들 수 있습니다. 하지만 녹내장의 진행을 판단할 때 시야검사는 꼭 필요한 검사이기 때문에 힘들더라도 적극적으로 받아들이는 마음이 필요합니다.

치료를 잘 받고 있는 대부분의 녹내장은 진행이 빠르지 않습니다. 하지만 환자마다 진행정도의 차이가 크기 때문에 평균적인 결과만 보고 너무 안심하면 안 됩니다. 특히, 녹내장의 종류가 안압이 많이 높은 종류이거나 처음 진단 당시에 이미 심한 경우라면 진행이 빠를 가능성이 높기 때문에 더 적극적인 자세를 가져야 합니다. 반면, 너무 심각하게 생각해서 실명의 공포에 불안해할 필요도 없습니다. 매순간 상황을 자세히 관찰하고, 이해하고, 혹시나 변화가 있다면 거기에 맞게 합리적으로 대처 방안을 찾는 융통성과 지혜가 필요합니다.

요약 녹내장은 개인에 따라 진행의 속도가 다양하지만 다행히 진행이 빠른 경우가 많지는 않습니다. 따라서 장기적으로 바라보고 의사의 권유대로 꾸준히, 끈기 있게 관리하는 것이 중요합니다.

녹내장의 증상

대부분의 녹내장은 아주 심한 녹내장이나 일부 급성 녹내장을 제외하고는 '이런 증상이 있으면 녹내장이다'라고 할 수 있는 특이한 증상을 나타내지 않습니다. 따라서 증상만으로 녹내장을 진단하는 것은 어렵습니다. 하지만 녹내장이 발생하였을 경우 생길 수 있는 증상들을 알아보는 것은 녹내장의 이해에 도움이 됩니다.

녹내장의 증상은 크게 **안압상승 자체에 의한 증상**과 **시신경 손상에 의한 증상**으로 나누어 살펴볼 수 있습니다.

안압이 상승하게 되면 각막이 부어서 물체가 뿌옇게 보이는 증상

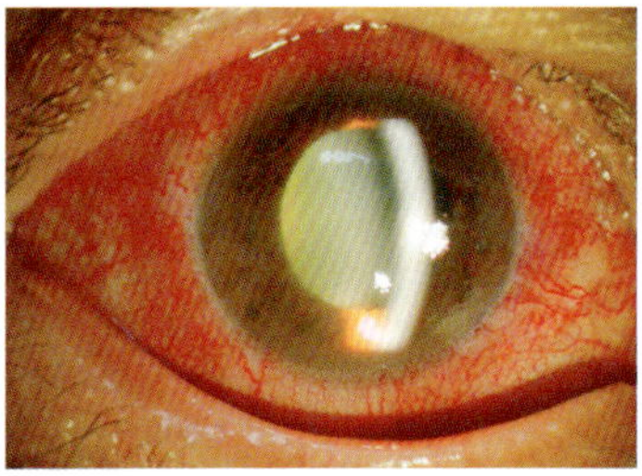

그림 1-19. 갑자기 눈과 머리가 너무 아파 응급실로 내원한 급성폐쇄각녹내장 환자의 눈 전반적으로 결막이 충혈되어 있고, 각막이 부어 있고, 동공이 중간 크기로 커져 있고, 전방도 좁아져 있습니다. 이 환자의 당시 안압은 60mmHg로 상당히 높았으나 다행히 약물과 레이저 치료 후 좋아졌습니다.

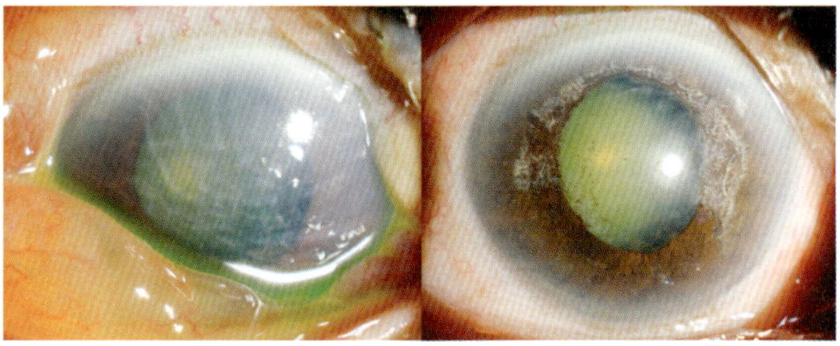

그림 1-20. 안압이 높을 때와 안압이 내려간 후의 각막 상태 변화 왼쪽 그림은 급성 폐쇄각이 생겨서 안압이 55mmHg인 상태의 모습이고 오른쪽은 레이저 홍채절개술 시행 후 안압이 10mmHg로 내려갔을 때의 모습입니다. 안압이 높을 때는 각막이 부어서 투명해야 하는 각막이 뿌옇게 변해 있고 주름도 생겨 있습니다(왼쪽 그림 하얀 줄무늬). 이 상태에서는 환자가 느끼기에도 전반적으로 뿌옇게 보입니다. 안압이 내려가고 나서는 다시 각막이 투명해져서 밖에서 봤을 때 눈 속의 구조물들이 잘 보이고(오른쪽 그림) 환자가 느끼는 시력도 좋아집니다.

이 나타날 수 있습니다. 또한 결막(흰동자)에 충혈이 생기기도 하고, 눈과 머리가 아프기도 합니다. 특히 급성폐쇄각녹내장의 경우, 갑자기 눈과 머리의 심한 통증과 구토, 시력저하, 충혈 등을

시신경유두 시야검사 실제 시야

정상

초기 녹내장

중기 녹내장

말기 녹내장

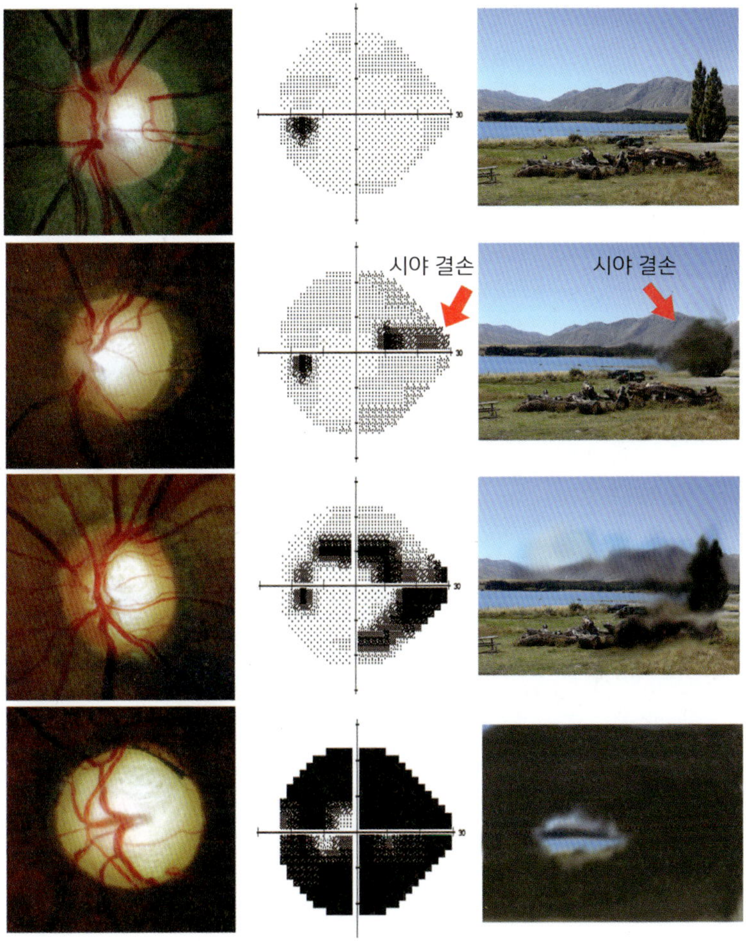

그림 1-21. 환자가 느끼는 녹내장에 의한 시야 결손의 예 녹내장이 생기면 시야의 일부분이 흐리게 보이기 시작합니다. 그러다가 녹내장이 상당히 진행하여 말기 녹내장이 되면 대부분의 시야가 잘 보이지 않게 됩니다. 많은 경우 이러한 변화가 서서히 진행되기 때문에 상당히 진행될 때까지 잘 느끼지 못합니다.

동반하는 경우가 많습니다. 따라서 갑자기 발생한 시력저하와 눈과 머리의 통증이 있는 경우, 즉시 안과를 방문하는 것이 좋습니다.

녹내장에 의한 시야의 변화는 그림 1-21처럼 초기에 주변부부터 시작해서 서서히 좁아지는 경우가 많습니다. 이러한 변화는 1) 서서히 조금씩 진행하는 경우가 많고, 2) 양안의 시야 결손이 비대칭적인 경우에는 반대 눈에 의해서 잘 안 보이는 부위가 보상이 되고, 3) 일부가 안 보이더라도 눈동자와 머리를 움직이면 보완할 수 있기 때문에 대부분 잘 느끼지 못합니다. 본인이 시야에 이상이 있다고 느낄 정도이면 대부분 시야변화가 상당히 진행된 경우가 많습니다. 따라서 녹내장은 스스로 증상을 느끼기 이전에 정기적인 관찰을 통해서 조기 진단하는 것이 중요합니다.

요약 안압이 갑자기 많이 오르게 되면 시력저하, 충혈, 눈과 머리의 통증이 생길 수 있습니다. 녹내장이 발생하면 시야변화가 생기지만 스스로 느끼기 어려운 경우가 많습니다. 따라서 녹내장의 조기진단을 위해서 증상과 상관없이 정기적으로 녹내장 검사를 받는 것이 중요합니다.

녹내장의 진단 경로

앞서 이야기한 대로 녹내장은 특별한 증상을 보고 진단하는 병이 아닙니다. 따라서 환자 스스로 '제가 녹내장인 것 같아요' 하고 안과를 찾는 경우는 거의 없습니다. 그렇다면 녹내장 환자들은 어떻게 녹내장을 발견하게 되었을까요?

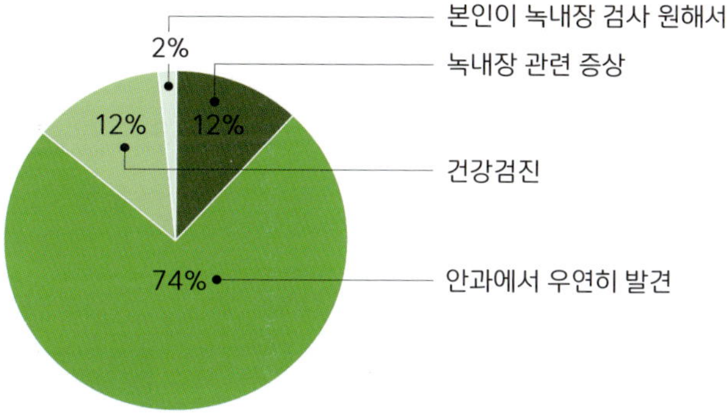

그림 1-22. 녹내장을 발견하게 된 이유 녹내장과 관련 없는 증상 때문에 안과에 갔다가 우연히 발견한 경우가 제일 많았습니다.

녹내장을 처음 진단받은 환자 484명의 녹내장 진단 경로를 분석한 결과, 녹내장과 관련된 증상 때문에 안과를 방문하여 녹내장을 진단받은 경우는 전체 녹내장 진단의 11.8%밖에 되지 않았고 **대부분인 74.2%가 침침하거나 뻑뻑하거나 충혈 등의 다른 증상 때문에 안과를 갔다가 녹내장을 발견**했습니다. 12.4%는 건강검진을 통해서 녹내장을 발견하였고, 일부에서는 녹내장의 가족력이 있거나 그냥 녹내장 유무가 궁금해서 안과를 방문했다가 발견되는 경우도 있었습니다.

안과에서 녹내장을 발견한 가장 중요한 단서는 **시신경유두의 이상**이었습니다. 우리나라는 정상안압녹내장이 많기 때문에 안압

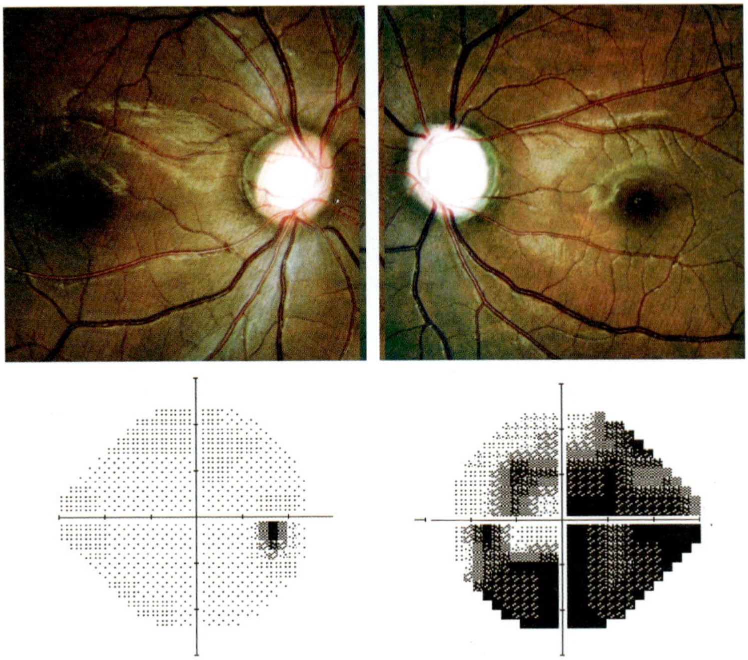

그림 1-23. 흐리게 보이는 느낌이 들어서 안과를 방문한 21세 환자의 검사결과 지금까지 눈에 큰 불편함이 없었기 때문에 안과 진료를 받은 적이 없었고 녹내장이 있을 거라는 생각도 해본 적이 없었습니다. 눈 검사를 했더니 안압이 우안 29, 좌안 37mmHg로 높고, 시신경도 많이 손상되어 있습니다. 특히 안압이 더 높은 좌안이 시신경 손상(오른쪽 위 그림)과 시야 결손(오른쪽 아래 그림)이 더 심했습니다. 지금대로라면 몇 년 이내에 완전히 실명될 수도 있는 상황입니다. 다행히 더 늦기 전에 녹내장을 발견하여 약물치료를 시작하였고, 이후는 안압 조절이 잘 되어 큰 변화 없이 유지되고 있습니다.

이 높아서 녹내장을 의심하게 된 경우는 많지 않았습니다. 따라서 눈이 불편하지 않더라도 반드시 안과에서 시신경유두 검사를 받아서 녹내장이 있는지 확인하는 것이 중요합니다.

요약 녹내장의 가장 흔한 진단 경로는 녹내장과 관련 없는 증상 때문에 안과에 갔다가 우연히 발견하는 경우였습니다. 따라서 녹내장의 조기진단을 위해서 증상과 상관없이 정기적으로 안과에서 검사를 받는 것이 중요합니다.

녹내장과 삶의 질

녹내장은 다양한 형태의 시야 결손을 유발하게 됩니다. 시야 결손이 실제 생활에 미치는 영향은 사람에 따라 다양한데 대표적으로 계단을 내려갈 때 발을 헛디디거나, 책을 읽을 때 일부분이 흐릿하게 보이거나, 사람 얼굴을 알아보기 어렵거나, 테니스나 탁구를 칠 때 공이 잘 안 보이거나, 운전할 때 표지판이나 사람, 자동차를 알아보는 것이 어려워지는 등의 증상을 나타냅니다. 이러한 증상은 특히 빛이 어둡거나 너무 밝은 상황에서 더 심하게 느끼게 됩니다. 따라서 녹내장 때문에 시야 결손이 심한 상태라면 밤에 운전을 하는 것이 위험할 수 있습니다.

녹내장으로 인한 시야 결손 외에 질병의 진단과 치료 과정에서의 여러 문제도 삶의 질에 영향을 미칩니다. 예를 들면 녹내장을 진단받은 환자의 70%는 본인이 치료받지 않으면 실명할 것이라는 불안감을 가지게 된다고 하며, 치료 중인 환자의 25%는 병 때문이 아니라 약물 때문에 불편 혹은 부작용을 경험하게 됩니다. 따라서 질병 자체는 물론이고 그에 따른 심리적인 스트레스, 약물 치료에 따른 불편 및 부작용도 고려해야 합니다.

녹내장을 받아들이는 환자들의 심리적인 요인이 녹내장 치료 결과에 영향을 준다는 의견도 있습니다. 특히 녹내장이 발생하기 쉬운 유전적인 요인을 가진 사람의 경우, 상대적으로 적은 스트레스에 의해서도 녹내장이 발생할 수 있다는 연구 결과가 있고,

스트레스에 의해 유발된 혈관운동신경 조절의 불안정이 홍채와 모양체에 영향을 주면서 방수 생성에도 영향을 줘서 급성폐쇄각 녹내장을 유발할 수도 있다고 알려져 있습니다. 또한 불안한 감정 상태나 스트레스는 방수의 생성과 유출, 동공의 크기에 영향을 줘서 녹내장을 악화시킨다는 주장도 있습니다. 따라서 녹내장으로 인한 시기능 저하에 대해서 지나치게 걱정하거나 녹내장의 치료에 대해서 지나치게 강박적인 태도를 취하는 것은 녹내장에 오히려 나쁜 영향을 줄 수 있습니다.

녹내장의 종류

1. 고안압증

안압은 정상범위인 10에서 20mmHg보다 높지만 아직 시신경 손상이나 시야 결손이 나타나지 않은 경우로 엄밀히 말하자면 아직 녹내장은 아닌 상황입니다. 대부분의 경우, 건강검진에서 우연히 안압이 높은 것을 발견하거나 다른 안과질환으로 안과에 갔다가 발견하는 경우가 많습니다.

고안압증 환자들을 치료하지 않고 지켜봤더니 1년에 1%의 환자에게만 시야이상이 새로 나타났다는 연구 결과도 있습니다. 즉, 안압이 높다고 모두 녹내장이 되는 것은 아니라는 것을 알 수 있습니다. 하지만 안압이 높은 경우 그렇지 않은 경우에 비해서 녹내장으로 진행할 확률이 높기 때문에 녹내장이 생기는지 주의깊게 관찰해야 합니다.

고안압증이라고 모든 경우에 치료가 반드시 필요한 것은 아닙니다. 상황에 따라 조금씩 차이는 있지만 안압이 25mmHg보다 높은 경우 안압을 낮추는 치료를 시작하는 의사도 있고, 안압이 20

요약 고안압증은 안압은 높으나 아직 시신경이상이나 시야이상이 나타나지 않은 경우로 경우에 따라 치료를 하거나 경과관찰만 하기도 합니다.

에서 30mmHg 사이인 경우 상대적으로 녹내장의 발생 위험이 높은 경우(앞서 소개드린 '녹내장의 위험요인'을 참고해 주세요)에 약물 치료를 시작하는 의사도 있습니다. 만약 그렇지 않은 경우라면 정기적으로 눈 상태를 확인하면서 치료 없이 경과관찰을 하게 됩니다.

2. 녹내장 의증

녹내장은 눈 속에 있는 시신경이 점점 약해지는 것이 특징입니다. 그런데 초기에는 시신경이 약해지더라도 본인이 잘 느끼지 못합니다. 따라서 녹내장 진단의 첫걸음은 본인의 증상과 상관없이 시신경을 정기적으로 검사받는 것입니다. 실제로 우리나라 환자들이 녹내장을 처음 발견하게 되는 가장 흔한 경로는 녹내장과 관련 없이 눈이 피곤하거나, 빨개지거나, 침침해서 근처 안과에 갔다가 받은 시신경 검사에서 우연히 발견하는 경우입니다. 눈 속에 있는 시신경을 보는 방법은 여러 가지가 있는데 가장 기본적인 방법은 안과 의사가 검안경이나 현미경을 이용하여 눈으로 직접 시신경의 모양을 보는 것입니다.

시신경 검사가 말만 들어서는 간단할 것 같지만 신경의 모양을 보고 정확하게 녹내장 유무를 판단하기 어려운 경우가 많습니다. 그 이유는 1) 사람 눈으로 본 시신경의 겉모양이 약해 보이더라도 실제로는 괜찮은 경우가 있고, 반대로 사람 눈으로 봐서는 괜찮아 보여도 실제로는 약한 경우도 있고, 2) 시신경이 약해지는 것이 녹내장 외에 다른 이유들에 의해서도 생길 수 있기 때문입니다. 이렇게 안과 의사가 눈으로 확인한 시신경의 겉모양이 약해 보이는데 정말 약한 것인지, 원인이 녹내장 때문인지 애매한 상황을 '녹내장 의증'이라고 부릅니다. 말 그대로 '녹내장이 의심되는 상황'입니다.

만약 일차적으로 안과 의사가 눈으로 본 시신경의 모양이 약해 보이면(녹내장이 의심되는 '녹내장 의증'의 상황이라면) 그 다음 단계로 **1) 정말 시신경이 약한지, 2) 그렇다면 원인이 무엇인지** 찾는 과정이 필요합니다. 그러기 위해서는 몇 가지 정밀검사가 필요한데 병원마다 세세한 검사 종류는 조금씩 다르겠지만 대부분은 1) 시신경의 모양을 자세히 보기 위한 확대 사진 검사, 2) 신경섬유의 두께를 측정하는 영상 검사들(OCT, HRT, 등), 3) 시신경의 기능을 측정하는 시야검사를 시행하게 됩니다. 학창 시절 신체검사를 할 때, 우선 구조(체격)와 관련된 키, 몸무게 등을 측정하고, 기능(체력)과 관련된 달리기, 윗몸 일으키기 같은 검사를 하는 것과 마찬가지로 **시신경도 구조와 기능을 모두 평가하게 되는데, 구조에 해당하는 것이 사진을 비롯한 영상검사이고, 기능에 해당하는 것이 시야검사**입니다.

녹내장 의증의 상황에서 정밀검사를 하면 다음과 같은 경우의 수가 나타납니다.

겉보기만 약해 보이고 실제로 괜찮은 경우 그냥 둬도 됩니다. 겉보기보다 실제 모습이 중요하니까요.

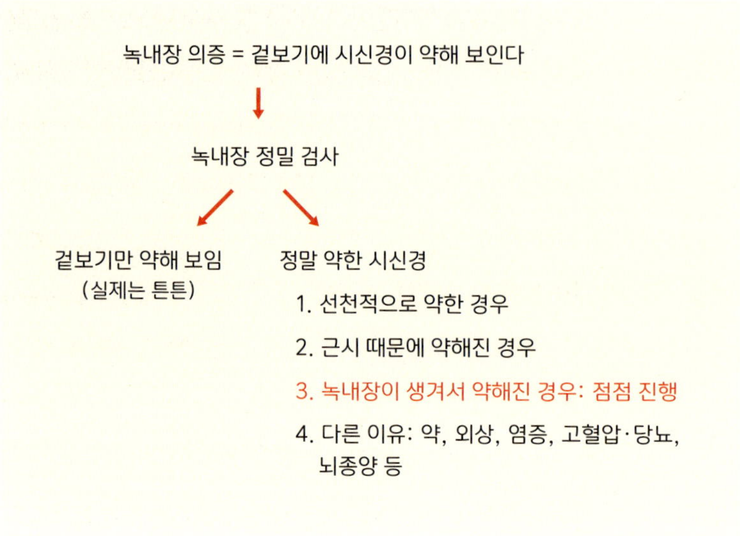

그림 1-24. 녹내장 의증의 상황에서 생각해 볼 수 있는 여러 가지 경우의 수

정말 약한 시신경

1) 선천적으로 약한 시신경 대부분의 경우, 다른 사람에 비해서 시신경유두 함몰이 조금 더 크거나 신경섬유가 조금 더 얇은 경우로 특별한 치료 없이 경과관찰을 합니다. 구조적으로 약하기는 하지만 기능은 잘 발휘하고 있는 경우가 많기 때문입니다.

2) 근시 때문에 약해진 경우 근시가 있으면 근시가 없는 눈보다 상대적으로 시신경이 약해지게 됩니다. 이미 학창 시절에 근시 정도와 시신경의 모양이 대부분 정해지기 때문에 이후에 어떻게 한다고 상황이 달라지지 않습니다. 따라서 굳이 무리해서 치료할 필요 없습니다. 하지만 근시가 있으면 당장은 괜찮더라도 앞으로 녹내장이 생길 위험이 있기 때문에 방심하지 말고 계속 관찰해서 녹내장이 생기는지 확인해야 합니다. 얼마마다 검사를

반복할지는 녹내장이 발생할 수 있는 위험성의 정도에 따라 달라집니다. 예를 들어서 안압이 높은 편이고, 녹내장 가족력이 있다면 몇 달마다 검사를 해야 하고, 그렇지 않다면 더 간격을 늘려도 됩니다.

3) 녹내장이 생겨서 약해진 경우 우선 치료를 고려합니다. 그냥 놔두면 시신경이 점점 더 약해질 가능성이 있기 때문입니다.

4) 다른 이유 때문에 시신경이 약해진 경우 원인에 따라 치료가 달라지게 됩니다. 예를 들어, 약 때문에 시신경이 약해졌다면(결핵약 등) 원인이 되는 약을 줄이거나 중단해야 하고, 뇌종양 때문에 시신경이 눌려서 약해졌다면 뇌종양 치료를 받아야 합니다.

모든 정밀 검사를 다 받았는데도 애매한 경우도 있습니다. 그럴 땐 그저 '녹내장 의증'으로 남겨 두기도 합니다. 그 상황에서 치료를 할지 말지는 녹내장의 위험요인이나 환자와 의사의 성향 등 여러 요인을 감안해서 결정하게 됩니다.

요약 녹내장 의증은 시신경이 약해서 녹내장처럼 보이기는 하지만 확실히 녹내장이라 할 정도는 아닌 중간 상태를 뜻합니다. 이 경우, 앞으로 녹내장으로의 진행 가능성을 고려해서 대처 방안을 결정하게 됩니다.

3. 원발개방각녹내장

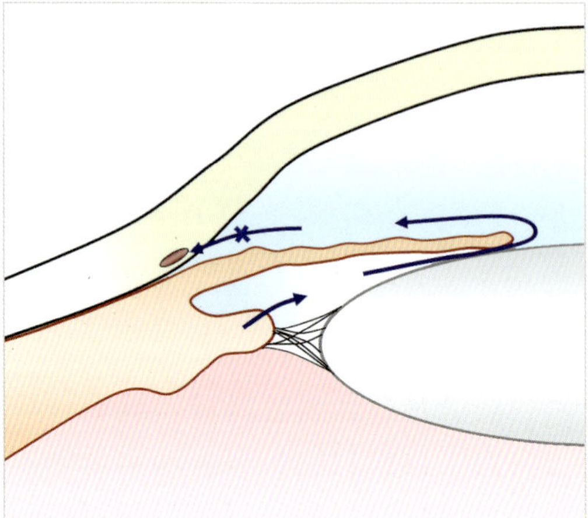

그림 1-25. 원발개방각녹내장에서 안압상승의 기전 모양체에서 만들어진 방수가 홍채-수정체 사이의 공간을 지나 전방각까지 도달하지만 섬유주를 통해 빠져나가는 과정에 문제가 생겨(X표시가 있는 파란 화살표) 안압이 상승하게 됩니다.

전 세계적으로 가장 널리 알려진 형태의 녹내장입니다. '원발'이라는 말은 다른 안과적인 질환이나 전신적인 질환에 의해서 이차적으로 생긴 것이 아니라는 뜻이고, '개방각'이라는 말은 전방각이 폐쇄되어서 생긴 것이 아니라는 뜻입니다. 따라서 원발개방각녹내장을 정의하자면 **'안압이 21mmHg 이상으로 높으면서 녹내장성 시신경이상과 시야이상이 있고, 전방각이 폐쇄되어 있지 않으며, 원인이 될 만한 다른 안과적, 전신적 질환이 없는 상태'**가 됩니다. '개방각'이라는 말의 뜻을 달리 말하자면 그림 1-25처럼 방수가 전방각의 섬유주까지 도달할 수 있다는 뜻입니다('폐쇄각'의 경우는 방수가 전방각의 섬유주까지 도달하지 못합니다). 하지만 '섬유주-쉴렘관-집결관'으로 이어지는 방수의 유출로에 문제가 생겨서 방수가 충분히 눈 밖으로 빠져나가지 못해 안압이 오르게 되는 것이 원발개방각녹내장의 중요한 발생기전입니다. 부피가 일정한 공간에 액체가 계속 생성되지만 배출되지 못하여 압력이 올라가는 것과 같은 이치입니다. 방수가 충분히 빠져나가지 못해서 안압이 오르게 되면 시신경이 손상을 받게 되고, 그에 따라 시야이상이 생기는 것입니다.

원발개방각녹내장과 정상안압녹내장은 안압이 '정상범위'보다 높은가(원발개방각녹내장) 낮은가(정상안압녹내장)에 따라 구분

되는데 사실 '정상범위'라는 것이 사람들이 임의로 정해 둔 상대적인 값이라 애매한 경우가 많습니다. 예를 들어 정상이 10에서 20mmHg인데 어떤 사람의 안압이 어느 날은 23mmHg이고, 또 다른 날은 19mmHg이라면 원발개방각녹내장으로 봐야 할지, 정상안압녹내장으로 봐야 할지 애매합니다. 그래서 정상안압녹내장을 원발개방각녹내장의 한 종류(안압이 낮은 원발개방각녹내장)로 봐야 한다는 의견도 있습니다.

그렇다면 '왜 어떤 눈에는 방수의 유출로에 저항이 증가하여 방수가 충분히 배출되지 못하는가?'라는 의문이 생기게 됩니다. 아쉽게도 그 질문에 대한 속 시원한 답변은 아직 나와 있지 않습니다. 그간 제시된 기전으로 유전학적 원인, 스테로이드 대사의 이상, 자율신경계의 조절이상, 면역학적 이상, 산화에 의한 손상 등이 있습니다만 아직은 정확히 모르는 상태입니다.

원발개방각녹내장의 경우, 대부분 약물치료를 먼저 시도하게 됩니다. 약물치료로 안압이 내려가서 더 이상 시신경 손상이나 시야 결손이 진행하지 않으면 약물치료를 계속하게 되고, 약물치료로 안압이 조절되지 않거나 약물치료 중에도 계속 진행하게 되면 레이저치료나 수술치료를 고려하게 됩니다.

요약 원발개방각녹내장은 전방각이 열려 있지만 방수유출로의 저항이 증가하여 충분히 방수가 빠져나가지 못해 안압이 상승하게 되고, 그 결과 시신경이상과 시야이상이 생기는 질병입니다.

4. 정상안압녹내장

정상안압녹내장은 우리나라에서 가장 많은 비중을 차지하는 녹내장입니다. 정상안압녹내장은 원발개방각녹내장과 거의 비슷하지만 안압이 21mmHg 이하의 정상범위인 것이 차이점입니다. 때문에 병명도 '정상안압녹내장'입니다. 이 경우 말 그대로 '안압이 높지 않은 녹내장'이라서 안압 상승에 의한 증상이 없기 때문에 초기에는 별다른 증상을 느끼지 못하는 경우가 많습니다. 그렇기 때문에 대부분 우연히 다른 불편함 때문에 안과를 방문하거나, 건강검진을 받으면서 발견되는 경우가 많습니다.

사실, 정상안압녹내장은 환자 입장에서 금방 이해하기 어려운 병입니다. 당장 환자에게 "정상안압녹내장이 있기 때문에 안압을 낮추는 치료가 필요합니다"라고 이야기하면 환자 입장에서 무슨 말인지 이해하기 어렵습니다. 솔직히 제가 환자라도 이 말을 듣는다면 "안압이 정상인데 왜 낮추지?" 하는 생각을 할 수밖에 없을 것 같습니다.

정상안압녹내장의 정의와 발생 원인

공식적인 의학용어로 따지자면 우리나라 녹내장의 대부분은 정상안압녹내장입니다. 정상안압녹내장은 안압이 통계적으로 정상범위 이내(10에서 21mmHg)인 상황에서, 다른 동반 이상 없이 생기는 녹내장으로, 실명까지 가는 비율이 전체 환자의 5%보다 낮은 '순한 녹내장'의 대표적인 유형입니다. 사실 안과 의사 중에서는 정상안압녹내장이라는 표현을 잘 쓰지 않는 사람들도 있습니니

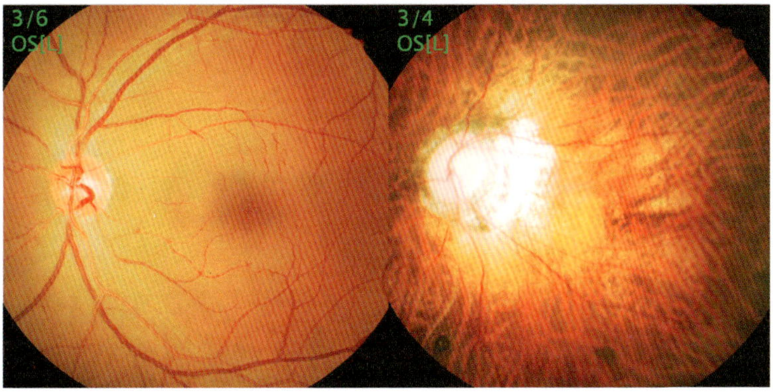

그림 1-26. 근시가 없는 눈(왼쪽 그림)과 고도근시인 눈(오른쪽 그림)의 망막 사진
근시가 있는 눈은 앞뒤로 길어지면서 시신경을 비롯해서 망막이 전반적으로 당겨지고, 뒤틀어지게 됩니다. 사진을 보면 근시가 없는 눈과 고도근시안의 모양이 많이 다릅니다. 따라서 고도근시가 있는 눈은 녹내장, 망막열공, 망막박리, 황반변성 같은 질환의 발생 위험이 증가하게 됩니다.

다. 그 말 자체가 '안압이 정상인데 왜 녹내장이 생기지?', '안압이 정상인데 왜 안압을 낮추지?' 같은 혼란을 초래하기 때문입니다. 정상안압녹내장에서 이야기하는 '정상'은 녹내장이 없는 사람들을 대상으로 측정한 안압의 범위를 뜻하는 것이지 그 사람 개개인에게 해당되는 것은 아닙니다. 예를 들어 통계청에서 조사한 대한민국 남성의 평균 주량이 소주 한 병이라면 대부분의 사람에겐 그 양이 '정상'이겠지만 누군가에겐 '과량'일 수도 있다는 것입니다. 똑같이 소주 한 병을 마셔도 멀쩡한 사람이 있고, 기절하는 사람이 있듯이 같은 안압에 대해서도 튼튼한 시신경을 가진 사람, 녹내장이 생기는 약한 시신경을 가진 사람이 있다고 생각하면 됩니다.

정상안압녹내장 환자들은 다른 사람보다 시신경이 약해서 다른 사람에겐 멀쩡한 안압에서도 시신경이 손상됩니다. 따라서 **다른**

사람보다 상대적으로 시신경이 더 약하기 때문에 안압을 더 낮추는 것이 중요합니다. 시신경이 약한 이유는 여러 가지 가능성이 있습니다. 유전적인 요인도 있고, 애초에 태어날 때 시신경이 약한 경우도 있습니다. 특히 고도 근시가 있는 경우, 눈이 앞뒤로 길어지면서 시신경을 지지하는 공막이나 사상판 같은 구조물들이 당기고 뒤틀려 시신경이 손상될 수 있습니다. 풍선을 크게 불수록 표면이 더 얇아지는 것처럼 눈이 긴 고도 근시안은 시신경이 얇아져 있기 때문에 상대적으로 근시가 없는 눈보다 더 약합니다. 따라서 고도 근시가 있는 경우, 20대의 젊은 사람이라도 녹내장 검사를 받아 보는 것이 좋습니다. 실제로 20-30대 녹내장 환자의 상당 수는 시력교정수술을 받으러 안과에 갔다가 녹내장을 발견하게 됩니다.

정상안압녹내장 역시 그 발생기전이 아직 확실하지는 않지만 안압에 의한 영향과 시신경 혈류공급의 이상이 가장 중요한 역할을 하는 것으로 보입니다. 비록 안압이 21mmHg보다는 낮지만 정상안압녹내장 환자의 경우 안압이 정상범위 내에서도 비교적 높은 쪽에 속해 있고 안압의 일중변동이 크다고 알려져 있습니다. 정상안압녹내장을 가진 환자들은 다른 사람보다 눈이 안압에 더 민감해서 상대적으로 낮은 안압에서도 시신경이 손상을 잘 받는다고 할 수 있습니다. 또한 정상안압녹내장을 가진 눈은 그렇지 않은 눈에 비해 혈액순환의 장애가 많이 발견되었다는 연구 결과들도 있습니다. 따라서 정상안압녹내장은 정상보다 안압에 민감한 눈의 특징, 시신경유두의 혈액순환 이상 등에 의해서 생긴다고 볼 수 있습니다. 그 외에도 일부 의사들은 미생물의 감염, 자가면

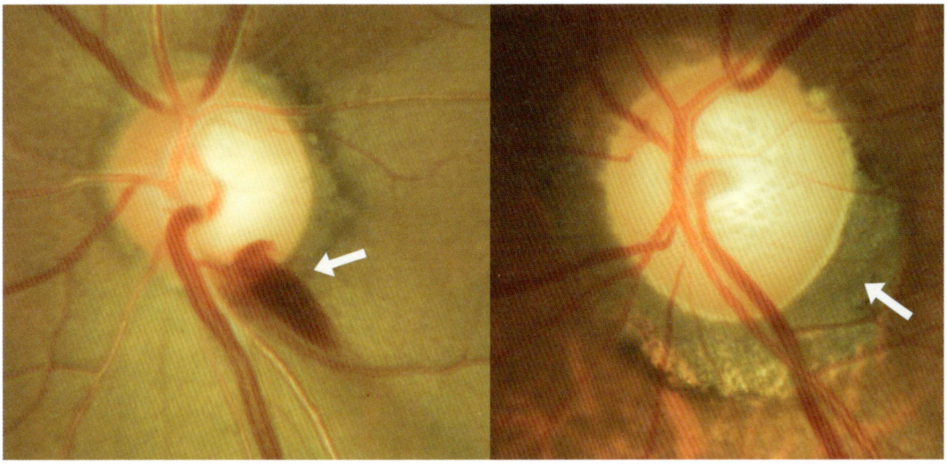

그림 1-27. 정상안압녹내장에서 볼 수 있는 시신경유두의 모습 왼쪽 그림에서는 시신경유두에 출혈이 동반된 모습(흰색 화살표)을 볼 수 있고 오른쪽 그림에서는 시신경유두 주위에 망막-맥락막의 위축(흰색 화살표)을 볼 수 있습니다.

역 등이 정상안압녹내장의 발생과 관련이 있다는 주장을 하기도 합니다.

정상안압녹내장의 치료

정상안압녹내장에 대한 가장 흔한 오해 중 하나는 '안압이 정상이기 때문에 다른 요인을 더 중요하게 생각해야 한다'는 것인데 앞서 말씀 드린 것처럼 사실은 이와 반대입니다. 오히려 **안압이 정상범위임에도 불구하고 녹내장이 생길 정도로 시신경이 약한 상태이기 때문에 안압을 더 열심히 조절해야 합니다.** 그건 술이 약한 사람은 다른 사람들보다 술을 더 적게 마셔야 되는 것과 같은 이치입니다. 물론 안압 외에 눈으로 가는 혈액순환이나 시신경 보호, 면역, 염증, 항산화 등의 요인도 어느 정도 영향을 줄 수 있지만 이는 안압이 잘 조절된다는 전제하에서 보조적인 역할을 하는 것일 뿐입니다. 술 때문에 병이 난 사람이 술은 줄이지 않고, "내가 마시는 술의 양은 통계적으로 평균 범위 이내이니 술 말고 다른 걸 조절하겠다"라고 생각하면 안 되는 것과 같은 상황입니다. 따라서 정상안압녹내장의 기본 원칙 역시 '안압을 녹내장이 더 진행되지 않는 정도로 충분히 낮춰 주는 것'입니다. 안압을 낮춰 주는 방법은 약, 레이저, 수술이 있는데 그중에서도 여러 가지 안약이 가장 효과적입니다. 수술은 아무래도 눈을 절개한다는 부담이 있기 때문입니다. 그래서 안과 의사들이 매번 진료를 볼 때마다 '안약을 잘 사용하고 계시는지, 불편한 점은 없는지' 항상 확인하는 것입니다.

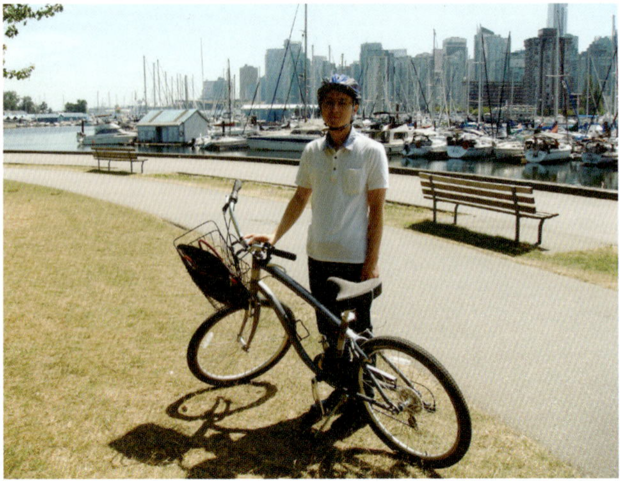

그림 1-28. 녹내장에 도움이 되는 운동 녹내장의 치료에는 마음도 중요한 역할을 합니다. 그래서 많은 의사들이 환자들에게 자전거 타기나 빨리 걷기, 달리기, 등산 같은 운동을 권유드립니다. 직접적으로 녹내장에 큰 도움이 되어서라기보다는 운동 자체가 긍정적인 생각, 밝은 기분, 적극적인 자세에 도움이 되기 때문입니다. 실제로, 마음이 긍정적인 사람이 치료 결과도 좋습니다.

우선 녹내장 안약을 열심히 사용해서 안압을 충분히 낮게 유지하고, 부가적으로 혈액순환을 좋게 해주는 유산소 운동을 하고, 항산화효과가 있는 음식을 챙겨서 먹는 것도 이론적으로 도움이 될 수 있습니다. 운동을 할 때에는 대부분의 앉아서 하거나 서서 하는 운동은 크게 무리가 없지만, 누워서 무거운 것을 들어야 하는 운동이나, 거꾸로 매달려서 하는(물구나무 서기 자세) 요가나 허리 펴기 운동은 안압을 올릴 수 있으니 가급적 피하는 것이 좋습니다. 담배는 꼭 중단하고, 술은 많이 마시지 않는 것이 좋습니다. 커피는 양이나 농도에 따라 다르겠지만 하루에 한두 잔 정도는 별 영향 없을 것으로 생각합니다. 관악기를 연주하는 것도 안압을 올릴 수 있기 때문에 최소한으로 하는 것이 좋습니다.

정상안압 녹내장의 경과

다행히 정상안압녹내장으로 실명까지 가능 환자의 비율은 다른 녹내장보다 훨씬 낮습니다. 사실 녹내장 때문에 실명까지 되는 경우는 대부분 1) 녹내장의 종류 자체가 안압이 많은 높은 종류(신생혈관녹내장, 포도막염녹내장, 폐쇄각녹내장, 거짓비늘녹내장)이거나, 2) 초기에 진단을 제대로 받지 못하고 많이 진행된 상태에서 녹내장을 발견하게 되거나, 3) 여러 이유로 안과 의사가 권유한 녹내장 치료와 검사를 제대로 하지 못한 경우입니다. 반대로, 1) 안압이 많이 높지 않은 녹내장(정상안압녹내장)이면서, 2) 초기에 잘 진단받고, 3) 안과 의사의 권유대로 검사와 치료를 잘 받는 환자 중에서 실명까지 가는 경우는 거의 없습니다. 따라서 본인의 녹내장 종류가 정상안압녹내장이라면 편한 마음으로 두려워하지 말고, 욕심 내지 말고, 안과 의사와 함께 가장 현명한 길을 잘 찾아서 꾸준히 관리하기를 권유드립니다.

요약 정상안압녹내장은 안압이 정상범위 내에 있고 전방각이 열려 있는 상태에서 시신경이상과 시야이상이 발생하는 우리나라에서 가장 흔한 녹내장입니다. 다행히 너무 늦지 않게 발견해서 잘 치료받으면 실명까지 가는 경우는 많지 않습니다.

5. 폐쇄각녹내장

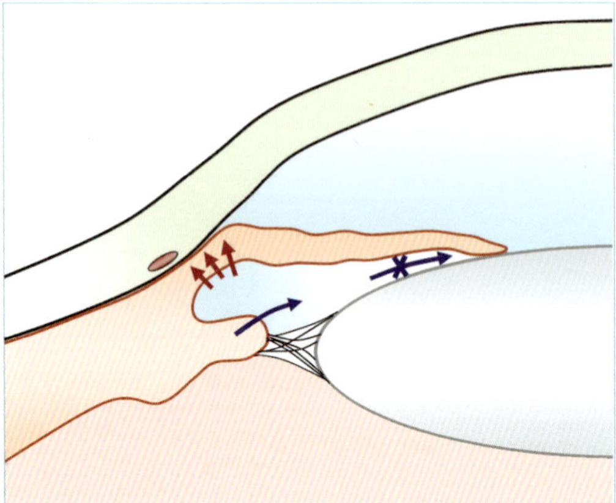

그림 1-29. 폐쇄각녹내장의 발생기전 모양체에서 만들어진 방수가 홍채-수정체 사이의 공간으로 빠져나가지 못해서(X표가 있는 파란 화살표) 후방에 머무르면서 홍채를 앞으로 밀게 되고(갈색 화살표), 그 결과 전방이 좁아지게 됩니다.

폐쇄각녹내장은 앞서 살펴본 개방각녹내장과 달리, 방수가 홍채-수정체 사이의 공간을 통과하지 못해서 전방각의 섬유주까지 충분히 도달하지 못하거나 전방에 있는 방수가 섬유주로 들어가지 못해서 생기는 녹내장입니다. 방수가 홍채-수정체 사이의 공간을 지나가지 못하게 되면 방수가 후방에 고이게 되고 점점 후방의 압력과 부피가 증가하게 되어 홍채를 앞쪽으로 밀어서 전방각이 좁아지게 됩니다. 전방각이 좁아지게 되면 방수가 전방각을 통해 유출되기 어려워져서 안압이 더욱 상승하게 됩니다.

폐쇄각녹내장의 발생 기전

홍채는 눈으로 들어오는 빛의 양을 조절해 주는 역할을 합니다. 홍채의 가운데 구멍을 동공이라고 하는데 카메라의 조리개처럼 이곳으로 빛이 들어오게 됩니다. 어두운 곳에서는 동공이 커지고(산동), 밝은 곳에서는 동공이 작아집니다(축동). 정상에서는 홍채가 자연스럽고 부드럽게 움직이면서 동공의 크기를 조절하게 되는데 홍채와 수정체 사이의 공간이 다른 사람에 비해서 상대적으로 좁은 경우, 홍채가 움직이다가 어느 순간 뒤에 있는 수정체와 붙어 버릴 수 있습니다. 이러한 현상을 **동공차단**이라고 부릅니다. 책상의 빽빽해진 서랍을 넣고 빼다가 어느 순간 중간에 딱 걸려 버려서 움직이지 않게 되는 상황을 떠올리면 될 것 같습니다. 간

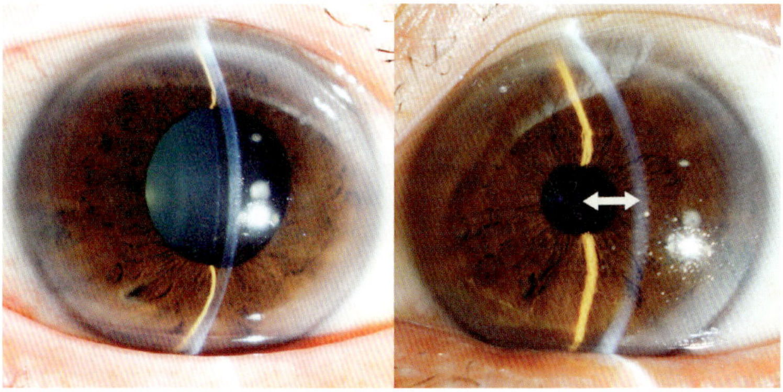

그림 1-30. 급성 폐쇄각이 발생한 눈(왼쪽 그림)과 정상인 반대 눈(오른쪽 그림) 각막과 수정체 사이의 거리인 중심 전방의 깊이(하얀 화살표)를 비교했을 때 급성 폐쇄각이 발생한 눈이 반대 눈에 비해서 훨씬 좁은 전방을 보이고 동공도 중간 크기로 커져 있습니다. 이 경우는 레이저 홍채절개술을 시행하고 안압이 정상으로 회복되었습니다.

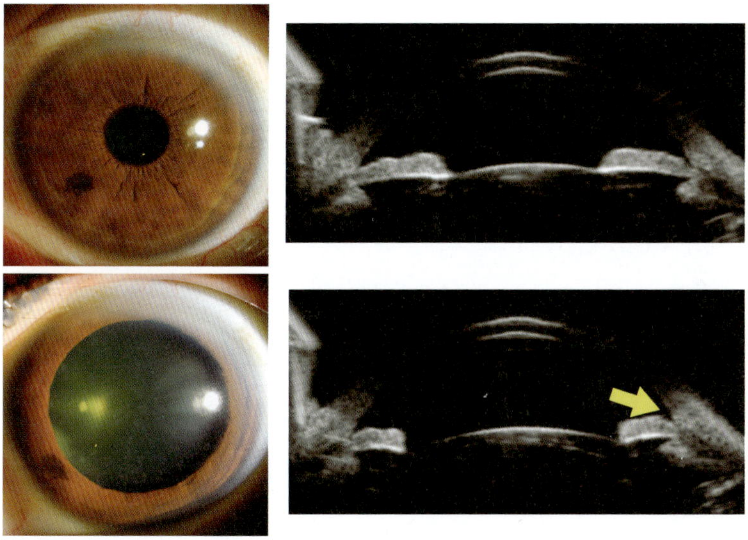

그림 1-31. 동공의 크기에 따른 전방각의 변화 위 그림은 평소 상태이고 아래 그림은 동공이 커진 상태(산동)입니다. 초음파 검사를 보면 산동 상태에서 홍채가 주변부에 모이면서 전방각이 더 좁아진 모습을 볼 수 있습니다(노란색 화살표). 특히 안과에서 검사 목적으로 산동제 안약을 넣거나 어두운 곳에서 동공이 커지기 때문에 전방이 좁은 경우, 이러한 상황에서 급성 폐쇄각이 발생할 가능성이 있습니다.

혹 안과에서 산동검사를 하고 나서 급성 폐쇄각녹내장이 발생하는 경우가 있는데 커졌던 동공이 줄어드는 과정에 동공차단이 발생하여 갑자기 안압이 오르는 것이 그 이유입니다. 이 경우, 홍채와 수정체 사이 공간이 줄어서 방수가 지나가지 못하게 되어 안압이 올라가게 됩니다. 특히 눈 속의 공간이 다른 사람보다 좁은 경우 동공차단이 잘 생기게 되는데 잘 알려진 위험요인으로 원시(볼록 렌즈 안경), 아시아인, 여성 등이 있습니다. 그 외에 선천적으로 주변부 홍채의 모양이 다른 사람보다 앞쪽으로 위치하고 있어서 전방각이 잘 막히는 경우도 있고**(고원홍채)**, 홍채 뒤에 있는 수정체가 백내장의 발생이나 기타 여러 이유로 앞쪽으로 홍채를 밀면서 전방각이 막히는 경우도 있습니다**(수정체 유발 폐쇄각)**.

전방이 넓은 사람이라면 이런 일이 생길 가능성이 낮지만 상대적으로 전방이 좁은 사람이라면 어느 날 갑자기 전방각이 막혀 버릴 수 있습니다. 대표적인 상황이 고개를 계속 숙이고 있는 자세입니다. 더군다나 어두운 곳에서는 동공이 커지게 되는데 그러면 주변부 전방각이 더 좁아지게 됩니다. 따라서 어두운 곳에서 고개를 숙이고 오랜 시간 책이나 핸드폰을 보게 되면 전방각이 막힐 가능성이 있습니다. 그러면 나의 전방이 깊은지 아닌지를 어떻게 알 수 있을까요? 제일 좋은 방법은 안과에서 직접 확인하는 것입니다. 만약 전방이 충분히 깊다면 굳이 생활에 제한을 둘 필요 없지만 전방이 좁다면 우선 생활을 조심해야 하고 상황에 따라 전방각이 막힐 가능성이 높다면 미리 예방 목적으로 레이저로 홍채에 작은 구멍을 내 주는 것이 도움이 됩니다(레이저 홍채절개). 그렇게 해두면 혹시나 홍채가 중간에 수정체에 걸리더라도

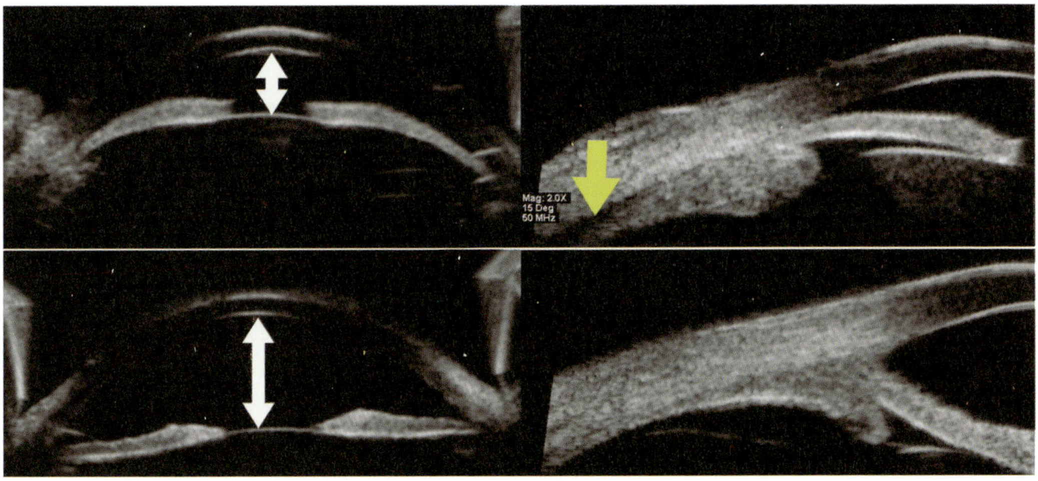

그림 1-32. 다이어트를 위해서 식욕억제제를 복용하고 2주 뒤에 흐리게 보여서 방문한 20대 여자 환자의 초음파 검사 결과 위 그림은 처음 방문 당시의 모습이고 아래 그림은 안압이 정상으로 돌아온 후의 모습입니다. 처음에 왔을 때 안압이 양안 모두 30mmHg 정도로 높고 전방도 좁아져 있습니다(하얀 화살표). 또한 초음파 검사 결과에서 모양체-맥락막 부종도 관찰되었습니다(노란 화살표). 이런 경우 원인이 되는 식욕억제제를 중단하고 안압을 조절하는 약을 사용하면 대부분 큰 후유증 없이 회복됩니다. 중요한 것은 이런 일이 생겼을 때 먹는 약이 폐쇄각의 원인이 될 수 있다는 점을 생각해서 너무 늦지 않게 안과를 방문하는 것입니다.

미리 만들어 둔 구멍으로 방수가 지나가기 때문에 안압이 갑자기 오르는 일을 막을 수 있습니다.

앞서 살펴본 기전에 의해서 발생하는 폐쇄각녹내장은 눈 자체의 해부학적인 특징이나 나이에 따른 변화, 동공운동에 의해 생기는 것이기 때문에 **원발(일차)폐쇄각녹내장**이라고 부릅니다. 하지만 폐쇄각녹내장은 다른 안과적 질환들에 의해서 이차적으로 전방각이 막히면서 생길 수도 있습니다. 신생혈관녹내장, 홍채각막내피증후군(ICE syndrome, iridocorneal endothelial syndrome), 포도막염 같은 병이 있는 경우 전방각이 막힐 수 있습니다. 이 경우, 다른 안과 질환에 의해서 생긴 폐쇄각녹내장이기 때문에 **속발(이차)폐쇄**

각녹내장이라고 부릅니다. 또한 최근 많이 처방되는 식욕억제제와 같은 약물에 의해서도 모양체와 맥락막의 부종이 발생하여 전방각이 좁아지면서 안압이 오를 수 있습니다.

또한 폐쇄각녹내장은 그 양상에 따라서 급성과 만성으로 구분하기도 합니다. 급성 폐쇄각녹내장은 갑자기 안압이 많이 오르면서 생기는 녹내장으로 대부분 안압상승에 의한 증상인 시력 저하, 충혈, 구토, 눈과 머리의 통증 같은 증상을 경험하게 됩니다. 어느 날 갑자기 눈이 안 보이고 머리도 아프기 때문에 급한 마음에 응급실을 방문하여 머리 CT/MRI 검사까지 다 하고도 원인을 못 찾다가 뒤늦게 안과에 오는 경우도 있습니다. 반면 **만성 폐쇄각녹내장**은 서서히 전방각이 막혀 가면서 안압이 오르기 때문에 별다른 증상을 느끼지 못하는 경우도 많습니다.

폐쇄각녹내장의 치료

개방각녹내장과 달리 폐쇄각녹내장은 약물치료만으로는 안압 조절이 충분하지 않아서 레이저치료나 수술치료가 필요한 경우가 많습니다. 예를 들어, **동공차단에 의한 폐쇄각의 경우, 레이저 홍채절개술**이 도움이 되고, **고원홍채에 의한 경우는 레이저 주변홍채성형술**이 도움이 됩니다. **수정체에 의해서 전방이 좁아진 경우에는**

요약 폐쇄각녹내장은 방수가 전방각에 도달하지 못해서 생기는 녹내장으로 안압이 많이 올라가는 경우가 있어서 적극적으로 치료해야 합니다. 약물치료만으로 안압 조절이 충분하지 않아 레이저나 수술치료가 필요한 경우가 많습니다.

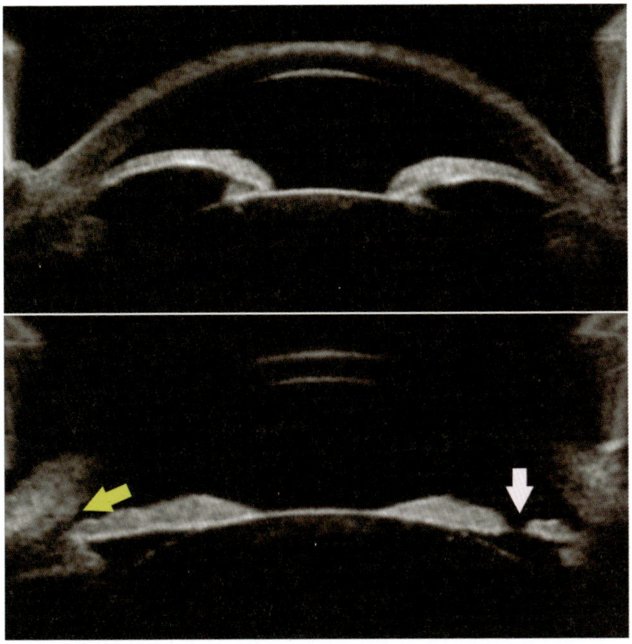

그림 1-33. 폐쇄각이 생긴 눈의 치료 전(위 그림)과 레이저 홍채절개술 후(아래 그림) 초음파 검사 결과 치료 전에는 전방각이 좁아져서 안압이 많이 올라 있는 상태였지만 레이저로 홍채에 구멍을 내서 방수가 지나가는 길(아래 그림의 하얀 화살표)을 만들어 준 뒤에는 전방각이 많이 넓어지고(아래 그림의 노란 화살표) 안압도 정상으로 돌아왔습니다.

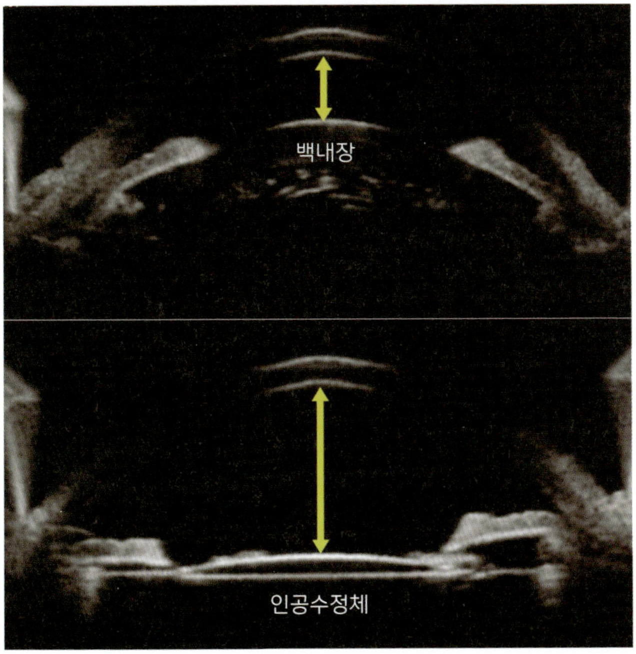

그림 1-34. 폐쇄각에서 백내장 수술 전후 초음파 검사결과 백내장이 심한 경우에도 폐쇄각녹내장이 생길 수 있습니다. 백내장이 심해지면 수정체가 부풀어서 전방각이 좁아지게 됩니다(위 그림). 이 경우, 백내장 수술을 해서 원래 있던 수정체를 제거하고 더 얇은 인공수정체로 바꿔주면 전방각이 넓어져서(아래 그림) 안압 조절에 도움이 됩니다. 중심 전방 깊이를 비교해 보면(노란 화살표) 백내장이 있을 때보다 백내장 수술 후 전방이 훨씬 깊은 모습을 볼 수 있습니다.

수정체를 제거하는 백내장 수술이 도움이 되고, **전방각에 유착이 심하게 있어서 생긴 폐쇄각은 녹내장수술**을 통해 새로운 방수유출로를 만들어 주는 것이 도움이 됩니다.

6. 선천녹내장

녹내장은 어른뿐만 아니라 어린이에게도 발생할 수 있습니다. 어린이에게 녹내장이 발생하는 이유는 눈이 만들어질 때, 방수의 배출과 관련된 부위가 제대로 만들어지지 못했기 때문입니다. 그렇기 때문에 '선천녹내장'이라고 부릅니다. 그렇다면 왜 이런 일이 생길까요? 일부 관련 유전자가 알려져 있지는 하지만 대부분의 경우는 특별한 이유 없이 발생합니다.

선천녹내장의 경우 몇 가지 특징적인 증상들이 있습니다. 초기에는 높은 안압 때문에 각막의 신경이 자극을 받아서 눈물을 많이 흘리고, 눈을 많이 부셔 하고, 눈꺼풀 연축(눈을 꼭 감는 현상) 등의 증상이 나타나게 됩니다. 그리고 안압이 높은 상태로 더 시간이 흐르고 나면 각막이 뿌옇게 변하고, 각막이 찢어지면서 주름이 생기고, 눈이 커지게 됩니다. 어른은 안압이 높아도 눈이 이미 다 자라났기 때문에 크기는 변화가 별로 없지만 어린이는 아직 눈이

요약 섬유주의 발생에 이상이 생기면 선천녹내장이 발생할 수 있습니다. 선천녹내장이 생기면 눈이 커 보이거나 눈물흘림, 눈부심, 눈꺼풀연축 등의 증상이 나타나게 됩니다. 선천녹내장은 수술치료가 필요한 경우가 많습니다.

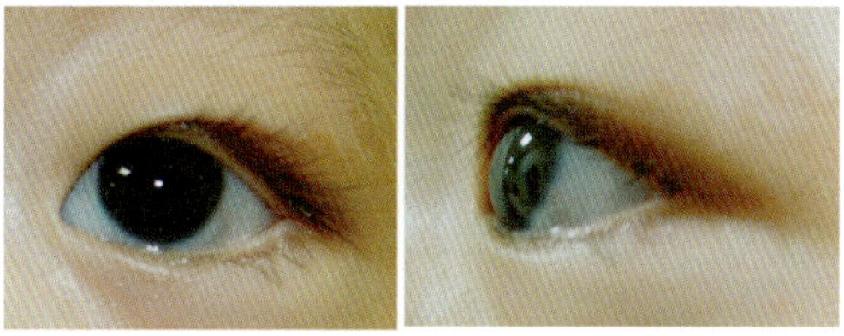

그림 1-35. 선천녹내장으로 진단받은 어린이의 눈 아이의 눈이 커 보인다고 보호자가 병원에 데리고 왔습니다. 정면에서 봤을 때 검은동자가 커 보이고 옆에서 봤을 때 눈이 앞으로 돌출된 듯한 모습을 보입니다. 이 어린이는 실제로 안압이 높았고, 안압 조절을 위해 수술(섬유주절개술)을 성공적으로 받고 안압이 잘 조절되고 있습니다.

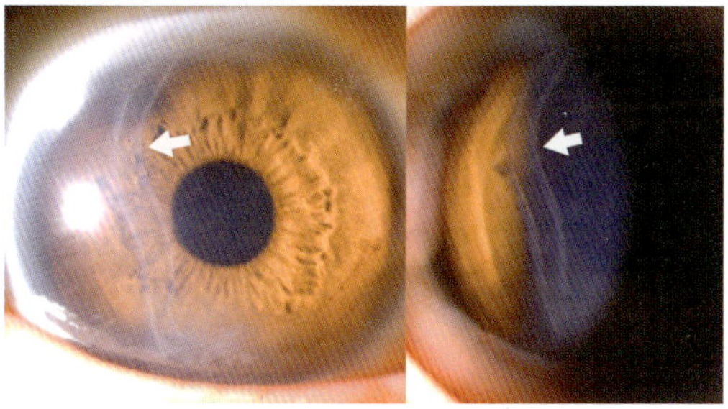

그림 1-36. 선천녹내장이 있는 눈의 각막 어른과 달리 어린이는 아직 눈이 발달 중이라 조직이 더 부드럽습니다. 그래서 눈이 발달하는 시기에 안압이 높으면 조직이 늘어나게 됩니다. 아직 굳기 전의 찰흙을 떠올리면 될 것 같습니다. 그러다 보니 높은 안압 때문의 눈의 조직이 늘어나다가 다른 부위보다 상대적으로 탄력이 적은 부분이 찢어지기도 합니다. 특히 각막의 일부층이 찢어지면 그 자리가 기찻길처럼 흔적이 남게 됩니다(하얀 화살표, Haab's striae).

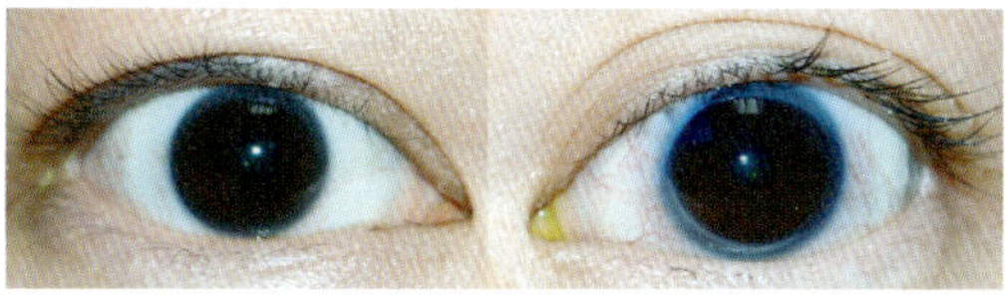

그림 1-37. 어릴 때 한쪽 눈(오른쪽 그림)만 선천녹내장이 있었던 환자의 눈 양쪽 눈의 검은동자(각막) 크기가 다릅니다. 아직 눈이 다 발달하기 전에 안압이 높은 상황에 지속되면 압력 때문에 눈이 커지게 됩니다.

유연해서 안압이 높으면 거기에 맞게 눈이 늘어나기 때문입니다. 선천녹내장이 있는 어린이의 경우 각막이 커서 마치 소의 눈처럼 보이기도 합니다(이러한 현상을 '소눈'이라고 부릅니다). 때문에 아이의 눈이 튀어나와 보이거나 검은 동자가 너무 커 보인다고 보호자가 병원에 데리고 와서 우연히 선천녹내장이 발견되는 경우도 종종 있습니다.

일단 선천녹내장이 의심되면 안압측정, 전방각경검사, 시신경검사 등을 시행하게 됩니다. 어린이가 너무 어려서 검사가 어려울 때에는 전신마취를 하고 검사를 시행하기도 합니다.

선천녹내장은 섬유주의 선천적 발육이상에 의한 경우가 많기 때문에 1) 약물치료는 효과가 적고, 2) 성인에 비해서 약물 부작용의 가능성이 더 크기 때문에 약물치료보다는 수술을 해서 방수가 지나갈 수 있는 길을 만들어 주는 치료를 필요로 하는 경우가 많습니다. 선천녹내장의 수술에는 전방각절개술, 섬유주절개술, 섬유주절제술 등의 방법이 있습니다.

7. 신생혈관녹내장

신생혈관녹내장은 원래는 없던 새로운 혈관(신생혈관)이 홍채 표면과 전방각에 생기면서 정상적인 방수의 유출을 방해해서 생기는 녹내장입니다. 새로운 혈관이 생기면 좋을 것 같지만 새롭게 생긴 혈관들은 정상적으로 생긴 혈관이 아니다 보니 염증과 출혈을 계속 유발해서 결국 주위 조직들을 손상시키게 됩니다. 신생혈관의 생성을 유발하는 질환들은 아주 다양합니다. 대부분의 경우, **눈의 혈액순환이 충분하지 못한 상황**입니다. 눈 입장에서는 혈액순환이 충분하지 않으니 어떻게든 혈액공급을 받기 위해서 새로운 혈관을 만들어 내게 되는 것입니다. 신생혈관을 유발하는 대표적인 질환으로 **당뇨망막병증, 망막정맥폐쇄, 경동맥폐쇄** 등이 있습니다. 이런 질환은 당뇨, 고혈압, 고지혈증과 연관된 경우가 많습니다. 따라서 이러한 질환을 가지고 있는 경우 혈당, 혈압, 혈중 지질농도를 잘 조절하면서 신생혈관의 발생 유무를 정기적인 검진을 통해 확인해야 합니다.

신생혈관녹내장은 치료가 가장 어려운 녹내장 중의 하나입니다. 우선 신생혈관이 생

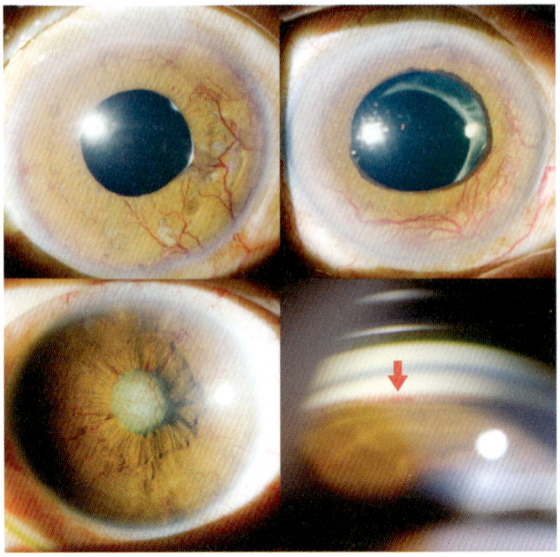

그림 1-38. 당뇨 합병증인 당뇨망막병증이 생기면서 홍채에도 신생혈관이 발생한 모습 홍채 표면에 빨간 실처럼 구불구불한 신생혈관이 보입니다. 홍채 표면 뿐만 아니라 전방각에도 혈관이 자라나 있습니다(빨간 화살표). 신생혈관은 정상적인 혈관이 아니라서 출혈과 염증반응을 유발하게 되고 그 결과 방수가 지나는 길이 막혀 버리면서 안압이 올라가서 녹내장이 발생하게 됩니다.

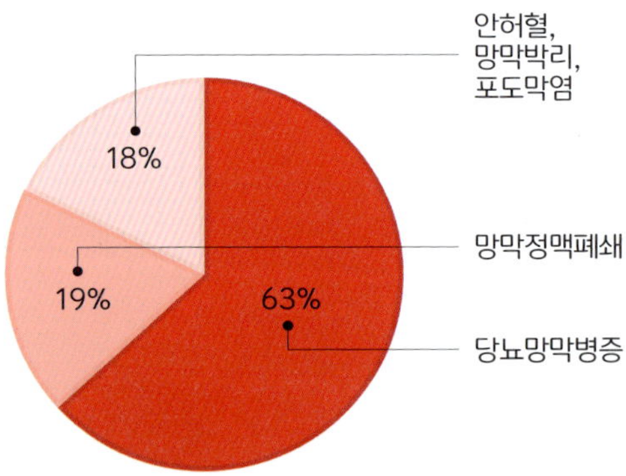

그림 1-39. 홍채에 신생혈관이 생긴 533안을 대상으로 원인질환을 분석한 결과 당뇨망막병증이 63.2%로 가장 많았고, 망막정맥폐쇄가 18.9%, 그 외에 안허혈, 망막박리, 포도막염 같은 질환이 17.9%였습니다.

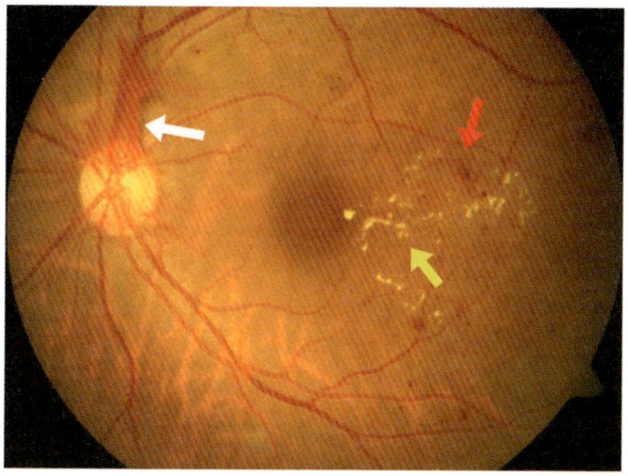

그림 1-40. 당뇨망막병증이 있는 망막의 모습 여기저기 출혈(붉은색 화살표)이 많이 있고 일종의 '기름때'인 삼출물(노란색 화살표)도 곳곳에 보입니다. 시신경유두 주위에 신생혈관과 증식막이 자라나서 그곳에 출혈이 발생한 모습(흰색 화살표)도 보입니다. 이처럼 당뇨망막병증이 있는 경우 눈의 곳곳에 새로운 혈관이 생기는데 안압을 조절하는 홍채와 전방각에 신생혈관이 생기면 방수가 지나는 길을 막아서 신생혈관녹내장이 발생할 수 있습니다.

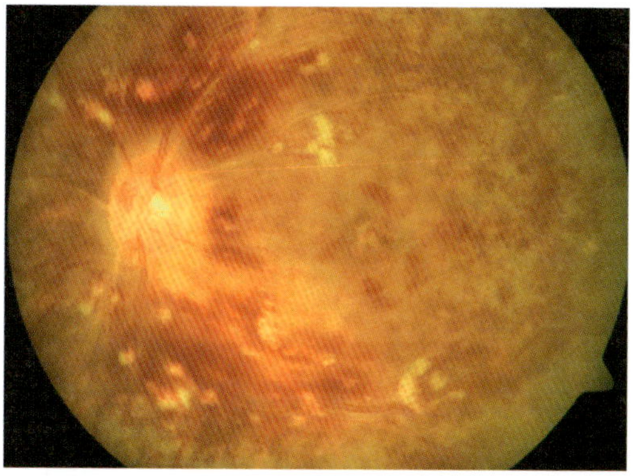

그림 1-41. 중심망막정맥폐쇄의 모습 망막정맥이 막히면서 혈액이 혈관을 통해서 제대로 빠져나가지 못하니 밖으로 터져 버려서 망막 전체에 빨간색 출혈이 보입니다. 하얀색 솜뭉치처럼 보이는 부분은 혈액순환이 잘 되지 않아 생긴 면화반(cotton wool spot)입니다.

기게 된 원인질환에 대한 치료가 필요합니다. 대부분의 경우 망막에 문제가 있는 경우가 많아 망막수술이나 레이저, 주사 치료를 먼저 시행하게 됩니다. 이미 염증반응에 의해 방수유출로가 막혀 버렸을 때에는 약물치료로는 안압 조절이 어려운 경우가 많아서 수술치료를 하게 됩니다. 하지만 신생혈관녹내장의 수술은 수술 후 결과가 좋지 않은 경우가 많습니다. 수술을 해도 신생혈관이 계속 분비하는 염증 물질들 때문에 그 자리가 금방 막혀 버려서 안압이 다시 오르는 경우가 많기 때문입니다. 그러면 이전 수술 자리나 다른 자리에 녹내장 수술을 추가로 시행하기도 합니다. 수술이 어렵거나 여러 번 수술을 했는데도 안압 조절이 잘 안 되는 경우에는 안압 상승에 의한 통증을 줄이기 위해서 모양체광응고술이라는 레이저 시술을 시행하여 일부러 모양체를 파괴시켜서 안압을 낮추기도 합니다.

요약 신생혈관녹내장은 당뇨망막병증이나 망막정맥폐쇄와 같은 질환이 있는 경우에 발생할 수 있습니다. 신생혈관녹내장은 일단 발생하면 치료가 어렵기 때문에 미리 원인질환을 잘 조절해서 발생을 예방하는 것이 중요합니다.

8. 염증과 관련된 녹내장

눈의 염증을 유발하는 여러 질환들에 의해서도 녹내장이 발생할 수 있습니다. 눈 속에 염증이 생기면 방수의 성분이 더 끈적끈적하게 변하고, 염증에 의해 생긴 물질들이 섬유주에 침착되고, 섬유주의 염증으로 방수유출 기능이 감소되고, 염증막에 의해 방수유출로가 막혀서 안압이 올라가게 됩니다.

비교적 흔히 보는 염증성 녹내장 중의 하나가 '녹내장모양체염발증(glaucomatocyclic crisis)'이라는 병입니다. 이 병은 '포스너-슐로스만 증후군(Posner-Schlossman syndrome)'이라는 이름으로도 불리는데 아직 그 원인을 잘 모르고 있습니다. 이 병은 특징적으로 20-50대의 비교적 젊은 사람에게서 한쪽 눈에 갑자기 염증이 생기면서 안압이 올라가는 현상이 반복적으로 발생하는 양상을 보입니다. 특히 몸이 피곤하거나 스트레스를 많이 받는 경우 생기는 경향이 있습니다. 염증이 생기고 안압이 오르면 눈이 충혈되면서 흐리게 보이는 증상을 유발하게 됩니다. 다행히 대부분의 경우, 염증과 안압을 조절하는 약물치료로 조절이 잘 되는 편입니다.

눈 속에 있는 포도막(포도처럼 색이 짙은 부분인 홍채, 모양체, 맥락막)이라는 부분에 염증이 생기는 것을 포도막염이라고 하는데 포도막염이 있으면 안압이 올라가서 녹내장이 생길 수 있습니다. 포도막염은 특별한 동반 질환 없이 그냥 생기기도 하지만 특히 베체트병, 류머티스 관절염, 강직성 척추염, 사코이드증, 매독, 후

그림 1-42. 포도막염이 있는 눈의 사진 왼쪽 그림의 눈에는 동공 부위에 거미줄 같은 하얀 염증 성분이 자라나 있습니다(하얀 화살표). 그리고 오른쪽 그림의 눈에는 하얗고 동그란 모양의 염증 성분들이 각막의 안쪽에 침착되어 있습니다(하얀 화살표).

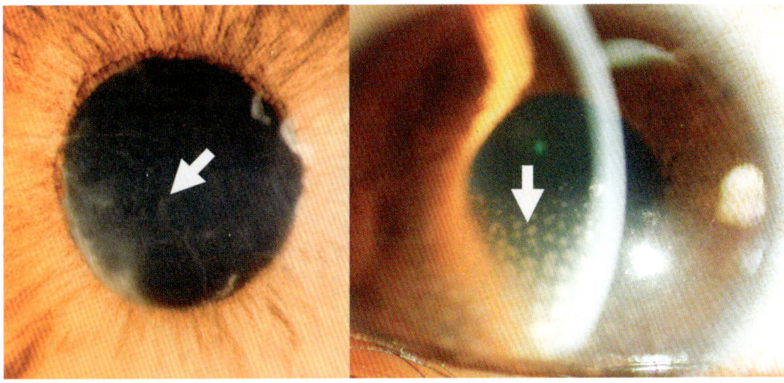

천성면역결핍증(AIDS), 대상포진 등의 전신질환이 있는 경우 더 잘 발생합니다. 이 경우, 원인질환에 의한 염증을 잘 조절하면서 안압을 낮추는 치료를 함께 하게 되는데 약물로 안압이 조절되지 않으면 수술을 하기도 합니다.

염증에 의한 녹내장의 가장 중요한 점은 이번에 생긴 염증과 안압 상승이 잘 조절되었다 하더라도 **다음에 언제든지 다시 생길 수 있다**는 점입니다. 많은 경우 처음 염증이 처음 생겼을 때의 충혈이나 흐리게 보이는 증상이 재발 시에도 나타나기 때문에 염증이 재발하는 경우 환자 본인이 느낄 수 있습니다. 따라서 염증의 재발이 의심스러운 느낌이 들면 언제든 바로 안과를 방문하여 염증이 있는지, 안압은 괜찮은지 확인하는 것이 중요합니다.

요약 눈의 염증을 유발하는 여러 질환들에 의해서도 녹내장이 발생할 수 있습니다. 이 경우 원인이 되는 염증을 조절하면서 안압을 낮추는 치료를 함께 하게 됩니다.

9. 색소녹내장

사람 눈의 홍채의 색이 갈색으로 보이는 것은 홍채를 이루고 있는 세포들이 진한 색소를 포함하고 있기 때문입니다. 정상적인 상황에서는 그 색소가 홍채 속에 위치하고 있어야 하지만 홍채와 주변 구조물들의 모양이 정상과 다를 경우 홍채가 주위 구조물들과 마찰을 일으키면서 홍채에 있던 색소들이 밖으로 떨어져 나오게 됩니다. 그 결과, 홍채에서 방수로 나온 색소가 눈 속을 떠다니게 되고, 방수의 흐름을 따라 섬유주에 쌓이게 되면 방수의 유출을 방해하게 됩니다. 이렇게 색소가 눈 속에 퍼지면서 안압이 올라가서 생기는 녹내장을 색소녹내장이라고 합니다.

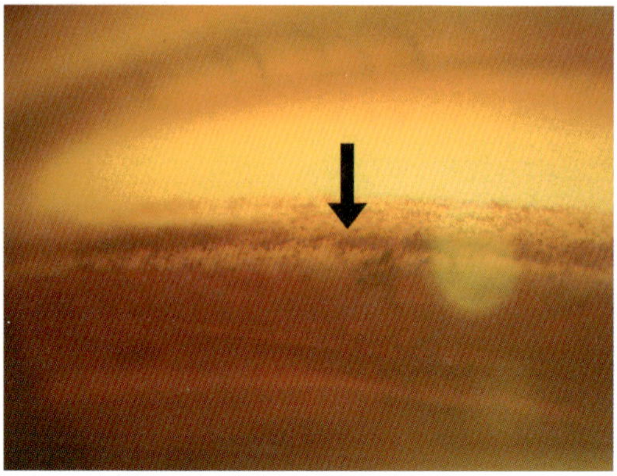

그림 1-43. 전방각경으로 본 색소녹내장환자의 전방각 소견 섬유주에 갈색 색소들이 많이 침착되어 검은색 띠처럼 보입니다(검은색 화살표).

색소가 섬유주에 침착되어 생기는 색소녹내장은 주로 젊은 사람에게 잘 생기며 안압의 변화가 심한 특징이 있습니다. 색소녹내장도 원발개방각녹내장과 비슷한 치료를 하게 됩니다. 약물로 안압이 조절되지 않는 경우에는 레이저나 수술치료가 필요한 경우도 있습니다.

요약 색소녹내장은 홍채의 색소들이 눈 속에 퍼져 섬유주에 침착되어 방수의 유출을 막아 생기는 녹내장입니다.

10. 거짓비늘녹내장

거짓비늘증후군(pseudoexfoliation syndrome)은 수정체와 홍채, 섬유주를 비롯한 눈의 여러 구조물들에 비늘과 같은 하얀 가루 성분의 물질들이 침착되는 병입니다. '거짓(pseudo)'이라는 말이 붙은 이유는 침착물질들이 쌓이는 양상이 염증이나 외상에 의해 생기는 수정체낭의 분리(true exfoliation)와 모양이 비슷해 두 상황을 구분하기 위해서입니다.

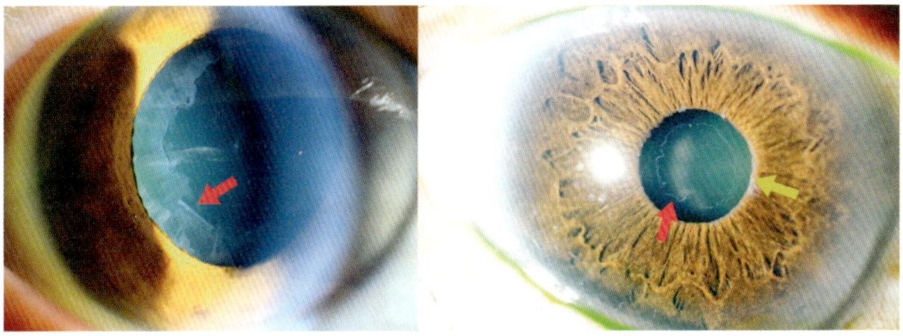

그림 1-44. 거짓비늘증후군이 있는 눈의 모습 하얀 물질들이 수정체 표면(빨간 화살표)과 홍채 경계(노란 화살표)에 붙어 있습니다. 꼭 원래 있던 수정체 표면이 벗겨진 것처럼 보이지만 사실은 다른 곳에서 만들어진 물질들이 와서 달라 붙은 것입니다. 그래서 '거짓비늘'이라고 부릅니다. 이런 물질들이 전방각에 침착되면 방수 유출을 저하시켜서 결국 녹내장을 유발하게 됩니다.

거짓비늘증후군의 원인은 아직 확실하게 알려져 있지 않습니다. 거짓비늘물질이 섬유주에 침착하게 되면 방수유출이 감소하여 개방각형태의 녹내장이 발생할 수 있고, 때로는 모양체와 모양체소대에 여러 변화를 유발하여 폐쇄각형태의 녹내장을 유발하기도 합니다. 거짓비늘증후군에 의한 녹내장인 거짓비늘녹내장의 경우, 원발개방각녹내장과 비슷한 치료를 시도하지만 원발개방각녹내장보다 **안압조절이 어려운 경향**이 있습니다. 따라서 거짓비늘녹내장은 보다 적극적인 치료계획을 세워야 합니다. 또한 거짓비늘증후군이 있는 눈은 산동이 잘 되지 않고, 모양체소대가 약하고, 각막내피세포의 기능이 떨어져 있고, 수술 후 염증이 심해서 백내장 수술 시 여러 합병증 발생의 위험이 더 높고, 녹내장 수술 후에도 수술 부위에 섬유화가 잘 생겨서 안압 조절이 쉽지 않습니다.

요약 거짓비늘증후군은 비늘 같은 물질들의 섬유주 침착으로 방수유출이 저하되어 생기는 녹내장입니다. 원발개방각녹내장보다 안압 조절이 어려운 경우가 많습니다.

11. 스테로이드녹내장

스테로이드 성분을 함유한 약물이 녹내장을 유발할 수 있는 것으로 알려져 있습니다. 스테로이드 성분이 어떠한 기전을 통해서 안압을 상승시키는지는 아직 확실히 알려져 있지는 않지만 아마도 스테로이드가 섬유주의 구조에 미세한 변화를 유발해서 방수의 유출이 감소되기 때문이 아닐까 하고 생각하고 있습니다.

실제로 진료실에서 결막염이나 포도막염의 치료나 수술 후 염증 치료를 위해서 스테로이드가 함유된 안약을 사용하고 안압이 오르는 경우를 종종 보게 됩니다. 따라서 스테로이드가 함유된 안약을 사용하는 경우 주기적인 안압측정이 꼭 필요합니다. 또한 안약뿐만 아니라 먹는 스테로이드도 안압을 올릴 수 있습니다. 따라서 자신이 복용하고 있는 약에 스테로이드 성분이 함유되어 있다면 안압검사를 받아보는 것이 좋습니다.

스테로이드 약물을 사용한다고 항상 안압이 오르는 것은 아닙니다. 스테로이드 약물을 사용했을 때 안압이 오를 수 있는 위험요인으로는 원발개방각녹내장 또는 녹내장 의증이 있는 경우, 녹내장 가족력이 있는 경우, 고령 또는 10세 미만, 류머티스 관절염과 같은 결합조직질환, 고도 근시, 제1형 당뇨병, 외상에 의한 전방각후퇴녹내장 등이 알려져 있습니다. 사실 스테로이드는 부작용이 있기는 하지만 여러 염증 질환에 매우 중요한 역할을 하고 있습니다. 따라서 스테로이드를 사용해야 하는 상황의 심각한 정도, 안압 상승의 위험 정도에 따라 우선 스테로이드 약물을 사용하면서 안압이 오르는지 아닌지 지켜보는 경우도 많습니다. 안압 상승 위험 때문에 스테로이드 치료를 못 받아서 염증 조절을 제대로 하지 못하면 또 다른 문제가 생길 수 있기 때문입니다. 만약 스테로이드를 사용해도 안압이 오르지 않는다면 안압을 계속 관찰하면서 스테로이드 치료를 지속해도 괜찮고, 안압이 오른다면 스테로이드 양을 줄이거나 다른 종류의 약으로 대체하는 것도 방법입니다. 간혹 스테로이드 때문에 안압이 올랐지만 스테로이드를 줄일 수 없는 경우도 있는데 그럴 때는 안압을 조절하는 약을 사용하면서 스테로이드 치료를 지속해 보고, 약물치료로 안압 조절이 충분하지 않으면 안압 조절하는 레이저나 수술을 하면서 스테로이드를 계속 사용하기도 합니다.

다행히 스테로이드에 의한 안압 상승은 스테로이드를 중단하면 며칠에서 몇 주 후에 정상화되는 경우가 많습니다. 하지만 자신의 안압 상승을 모른 채 장기간 스테로이드 약물을 계속 사용하여 심각한 녹내장을 유발하게 되는 경우도 있기 때문에 스테로이드 성분의 약물 사용 시 반드시 녹내장에 대한 주의가 필요합니다.

요약 스테로이드가 함유된 안약이나 먹는 약을 사용하면 안압이 오를 수 있습니다. 따라서 스테로이드 성분의 치료를 받게 되는 경우 반드시 안압을 측정해 보셔야 합니다.

12. 외상과 관련된 녹내장

여러 가지 외상에 의해서도 녹내장이 발생할 수 있습니다. 대표적인 외상으로 화학화상, 전기손상, 방사선손상, 천공상, 타박상 등이 있습니다. 화학화상의 경우 염증반응이 안압을 상승시키게 되고, 시간이 흐르고 나면 화상을 입은 부위에 유착이 형성되어 방수유출이 어렵게 됩니다. 전기손상에 의한 안압 상승은 다행히 일시적인 경우가 많고, 천공상의 경우에는 외상에 의한 염증반응, 수정체손상, 이물질에 의한 섬유주 손상 등에 의해 녹내장이 발생할 수 있습니다.

진료실에서 가장 흔히 보는 것은 타박상과 관련된 녹내장입니다. 주로 축구공, 테니스공, 베드민턴공에 의한 외상이 흔합니다. 눈이 외부의 충격을 받으면 일시적으로 찌그러졌다가 다시 펴지는 과정을 거치게 되는데 그 과정 중에 전방각에 있는 여러 구조물들에 손상이 생길 수 있습니다. 홍채나 모양체에 있는 혈관에 손

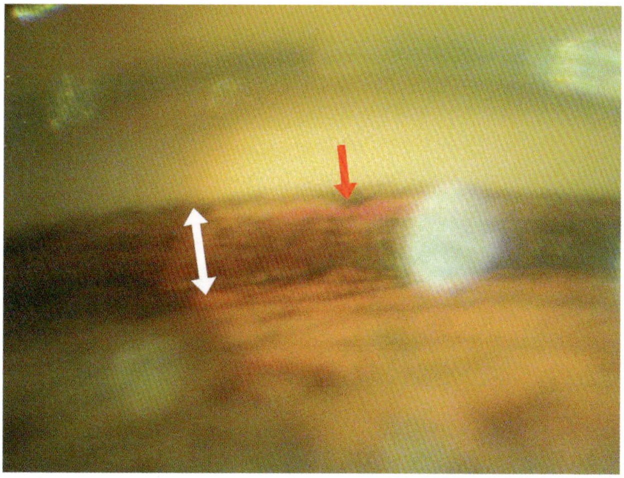

그림 1-45. 테니스공에 맞은 후 흐리게 보여 안과를 방문한 40대 남자 환자의 전방각경 모습 전방각에 출혈이 보이고(붉은색 화살표) 모양체띠의 간격이 넓어져 있는 전방각후퇴(흰색 화살표) 소견도 관찰됩니다.

상이 가해질 경우 홍채와 모양체 혈관에서 출혈이 발생하여 전방에 출혈이 생길 수 있습니다. 또한 홍채와 모양체의 일부가 갈라지거나 공막으로부터 떨어지는 현상도 생길 수 있습니다. 모양체의 일부가 떨어져 나가 모양체띠의 간격이 넓고, 불규칙해지는 것을 전방각후퇴라고 합니다.

전방출혈이나 전방각후퇴에 의해 방수가 제대로 유출되지 못하면 안압이 상승하여 녹내장이 발생할 수 있습니다. 외상에 의한 녹내장도 다른 녹내장들과 마찬가지로 약물치료를 먼저 시도해 보고 약물치료가 효과가 없을 때는 수술을 하게 됩니다.

요약 외상에 의해서도 녹내장이 생길 수 있습니다. 특히 타박상에 의한 경우 전방출혈이나 전방각후퇴가 발생하여 이차적으로 녹내장이 발생할 수 있습니다.

녹내장과 감별진단이 필요한 질환들

시야의 이상을 나타내는 질환은 녹내장 외에도 많습니다. 중요하고 흔한 원인들은 다음과 같습니다.

녹내장 외에 시야이상을 유발할 수 있는 질환들

1. 각막, 수정체, 유리체의 혼탁
2. 망막의 출혈이나 변성
3. 시신경의 염증이나 선천이상, 혈액순환장애
4. 뇌의 병변

각막, 수정체, 유리체에 혼탁이 있는 경우 혼탁한 부분을 빛이 통과할 때 망막에서 인지할 수 있는 자극의 감도가 떨어져서 시야검사에서 이상이 나타날 수 있습니다. 하지만 이 경우에 나타나는 시야이상은 녹내장에 의한 시야이상과 그 양상이 달라서 감별이 가능합니다.

당뇨망막병증이나 망막정맥폐쇄로 망막에 출혈이 생기거나 망막색소변성증에 의해서 주변부 망막에 이상이 있는 경우, 황반변성이나 망막박리가 있는 경우에도 시야에 이상이 생길 수 있지만 역시 안저검사에 의한 망막소견과 시야이상의 양상으로 감별이 가능합니다.

시신경에 염증성질환이 생기거나 선천적으로 시신경에 결손부위

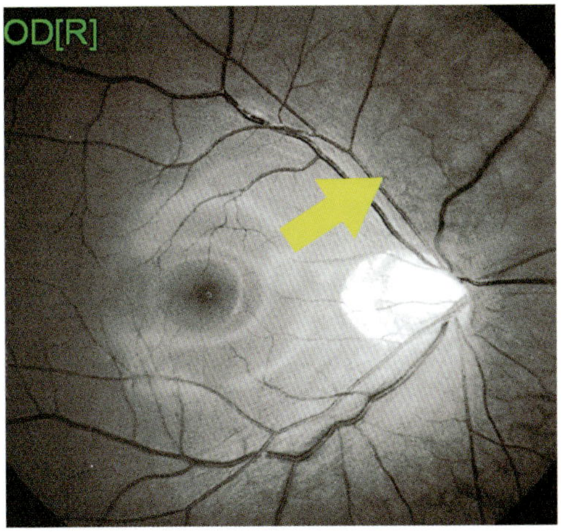

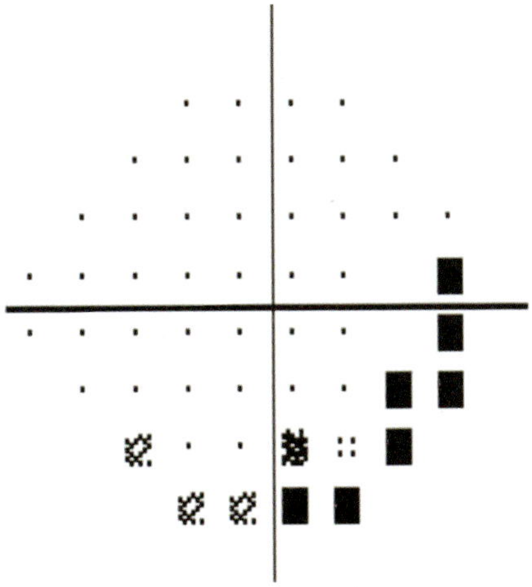

그림 1-46. 일종의 선천 시신경 이상인 상측시신경 형성부전(superior segmental optic hypoplasia, SSOH)이 있는 눈의 신경섬유 사진(왼쪽 그림)과 시야검사 결과(오른쪽 그림) 주로 코쪽-위쪽의 시신경이 약해져 있기 때문에(왼쪽 그림 노란 화살표) 아래쪽-귀쪽 시야 결손이 있습니다. 이 경우 시신경 이상이 주로 위쪽-코쪽에 생기기 때문에 아래쪽-귀쪽이나 위쪽-귀쪽에 주로 생기는 녹내장과는 시신경유두의 모양이 다르고 녹내장보다는 더 주변부 아래쪽에 시야이상이 생기는 차이가 있습니다. 무엇보다 **녹내장과 달리 시간이 지나도 거의 변화가 없다는 것이 가장 큰 차이점**입니다. 따라서 애매할 때는 시간을 두고 변화가 있는지 살펴보는 것이 도움이 됩니다.

가 있거나 순환장애로 시신경의 일부에 허혈성 장애가 나타날 때도 시야장애가 생길 수 있습니다. 이 또한 시신경의 소견과 시야검사의 결과, 망막혈관촬영 등으로 녹내장과 구별할 수 있습니다.

선천적으로 시신경의 일부가 이상이 있는 경우도 해당 부위의 시야 결손이 나타날 수 있습니다. 이 경우, 녹내장과 비슷한 모양을 보이거나 실제로 녹내장이 동반되기도 해서 완벽하게 구분하기 어려운 경우가 많습니다. 그럴 때는 상황에 따라 미리 안전하게 녹내장에 준해서 약물치료를 시작하기도 하고, 선천이상의 경우 진행하지 않는 경우가 많기 때문에 일단 치료 없이 경과관찰을 해보기도 합니다.

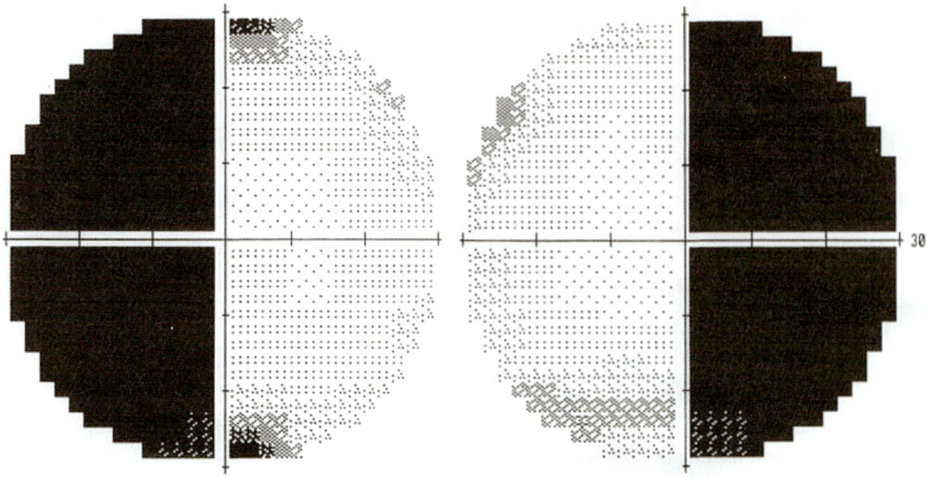

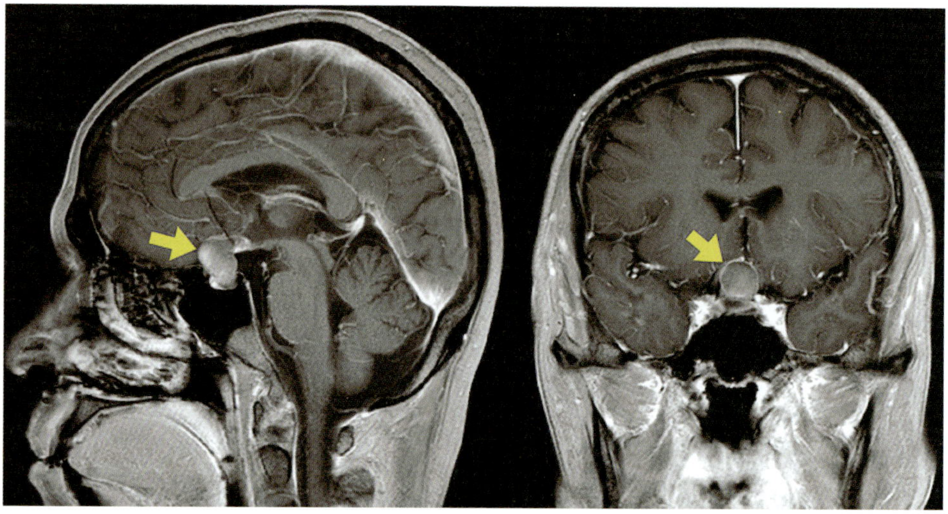

그림 1-47. 양안의 바깥쪽(귀쪽) 시야가 잘 보이지 않아서 안과에 방문한 30대 남자환자의 시야검사(위쪽 그림)와 머리 MRI 검사결과(아래쪽 그림) 시야검사에서 양안의 귀쪽 시야에 시야이상이 관찰됩니다(위쪽 그림의 검은색 반원 부분). 이러한 형태의 시야이상은 녹내장보다 뇌의 이상에 의한 것일 가능성이 높아 머리 MRI를 찍었더니 뇌하수체에 종양이 관찰되었습니다(아래쪽 그림의 노란 화살표). 너무 늦지 않게 안과를 방문한 덕분에 환자는 신경외과에서 무사히 종양제거 수술을 받고 건강하게 지내고 있습니다. 이 경우 종양이 잘 제거되면 시야 결손이 함께 좋아지기도 합니다.

녹내장과 감별진단이 필요한 가장 중요한 질환은 뇌의 질환들입니다. 뇌에 피가 나거나 혈관이 막히는 경우, 뇌에 종양이 생기는 경우에도 시야장애가 발생할 수 있습니다. 특히 젊은 환자들의 경우 녹내장이 의심되어 안과에 방문했다가 뇌종양을 발견하게 되는 경우가 종종 있습니다. 때로는 녹내장과 뇌의 병변이 함께 존재하는 경우도 있기 때문에 둘 중 한 가지 질환의 진단을 놓치지 않게 주의를 기울여야 합니다. 따라서 여러 검사 결과에서 뇌의 병변을 의심할 만한 상황일 때는 가급적 뇌의 CT나 MRI 검사를 받아 보는 것이 좋습니다 .

뇌 영상 검사가 필요한 경우들

1. 비교적 젊은 나이에 발생한 시야이상
2. 시야이상의 진행이 아주 빠른 경우
3. 신경학적 증상이 동반된 경우(심한 두통, 손발의 감각이상이나 운동장애, 의식의 저하 등은 녹내장보다는 뇌의 이상을 시사합니다)
4. 뇌의 병변을 시사하는 유형의 시야이상 소견(반쪽 시야소실 등의 소견은 시야검사를 통해 확인할 수 있습니다)
5. 시력저하가 심한 경우(대부분의 녹내장은 시야손상이 먼저 나타나지만 뇌나 시신경의 다른 이상은 시력저하가 먼저 나타나는 경향이 있습니다)

녹내장과 백내장

"녹내장과 백내장은 어떻게 다른 건가요?" 진료실에서 가장 많이 듣는 질문 중 하나입니다. 녹내장과 백내장은 기본적으로 완전히 다른 병이지만 때로는 녹내장이 백내장의 원인이 되기도 하고, 그 반대로 백내장이 녹내장의 원인이 되기도 합니다.

백내장이란 눈 속에 있는 수정체라는 구조물이 하얗게 변하는 것을 뜻합니다. 그래서 진단명도 '흰 백(白)' 자를 써서 백내장입니다. 수정체를 구성하는 중요한 성분이 단백질인데 여러 원인에 의해서 그 단백질들에 변성이 일어나면 색이 하얗게 변하게 됩니다. 투명하던 수정체가 하얗게 변하게 되면 뿌옇게 보이는 증상이 나타나게 됩니다.

백내장이 생기는 원인은 무수히 많습니다. 그중 가장 흔한 것은 나이에 따른 변화입니다. 여러 연구에 의하면 사람은 80세가 지나면 거의 대부분 백내장이 발생한다고 합니다. 그 외에 염증반응이나 외상, 약물 등도 백내장의 원인이 됩니다. 녹내장 수술을 받게 되는 경우, 수술 자체에 의한 자극, 염증, 그리고 수술 후 사용하는 약물 등의 영향으로 백내장이 더 빨리 진행됩니다. 또한 일부 백내장의 경우, 수정체가 심하게 부풀어 오르거나 전방으로 염증물질을 배출하여 녹내장을 유발하기도 합니다.

현재까지 알려진 바로는 한 번 백내장이 생긴 수정체를 원래 상

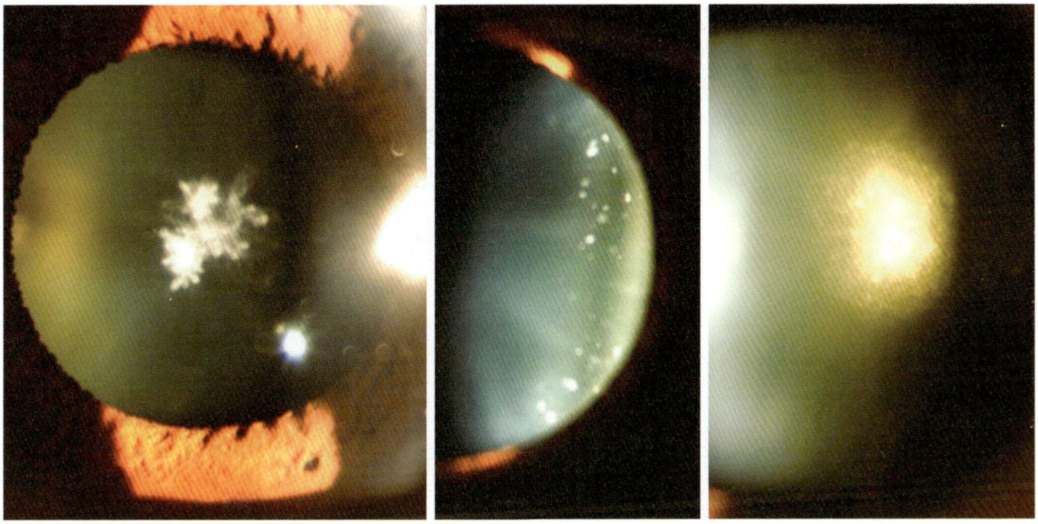

그림 1-48. 백내장의 다양한 모습 수정체의 앞쪽 피질에 주로 생긴 백내장(왼쪽 그림), 하얀 점 모양으로 생긴 백내장(가운데 그림), 수정체의 후낭 쪽에 생긴 백내장(오른쪽 그림). 그 외에도 다양한 형태의 백내장이 있습니다.

태로 돌리는 것은 거의 불가능합니다. 그렇기 때문에 백내장의 가장 효과적인 치료는 백내장이 생긴 수정체를 제거하고 인공수정체로 바꿔 넣는 수술입니다. 일부 안약들이 백내장의 진행을 늦추는 효과가 있는 것으로 알려져 있지만 그 효과가 크지 않고, 궁극적인 치료가 되지는 못합니다.

현재 가장 널리 시술되는 백내장 수술은 '초음파유화술을 이용한 수정체 제거 및 인공수정체 후낭삽입술'입니다. 이 시술은 초음파를 이용하여 뿌옇게 흐려진 수정체를 잘게 조각내어 제거하고, 원래 수정체가 있던 자리에 인공수정체를 넣는 방법입니다. 대부분 국소마취로 시술이 가능하고, 2-3mm 정도의 작은 절개창을 만들어 시술하기 때문에 수술 후 시력회복이 빠르고 수술에 의한 난시도 적은 장점이 있습니다. 수술과정은 그림 1-49와 같습니다.

수술 후에는 일정 기간 약물치료가 필요하고 아직 절개 부위 상처가 충분히 아물지 않은 상황에서 혹시나 수돗물이 눈에 닿으면 물 속에 있던 병균이 눈에 감염을 유발할 수 있기 때문에 눈에 물이 들어가지 않게 조심해야 하고, 절개 부위의 상처가 어느 정도 나을 때까지는 표면이 거칠기 때문에 모래나 먼지가 들어 있는 것 같은 이물감이 느껴질 수 있습니다.

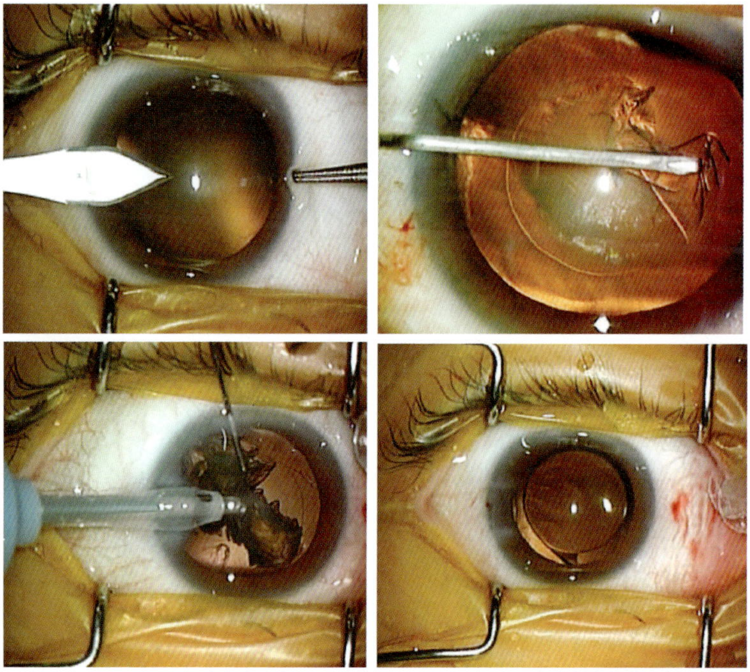

그림 1-49. 백내장 수술 장면 국소마취 후 각막에 2-3mm 정도의 작은 절개창을 만듭니다(왼쪽 위쪽 그림). 바늘 모양의 기구를 눈 속에 넣어 원형으로 수정체 전낭을 절개합니다(오른쪽 위쪽 그림). 초음파유화흡인술을 이용하여 백내장이 생긴 수정체를 제거합니다(왼쪽 아래쪽 그림). 원래 수정체가 있던 자리에 인공수정체를 삽입합니다(오른쪽 아래쪽 그림). 동그랗고 투명한 인공수정체가 눈 속에 자리 잡고 있는 모습이 보입니다. 한 번 눈 속에 넣은 인공수정체는 특별한 문제가 없다면 평생 지니고 있게 됩니다.

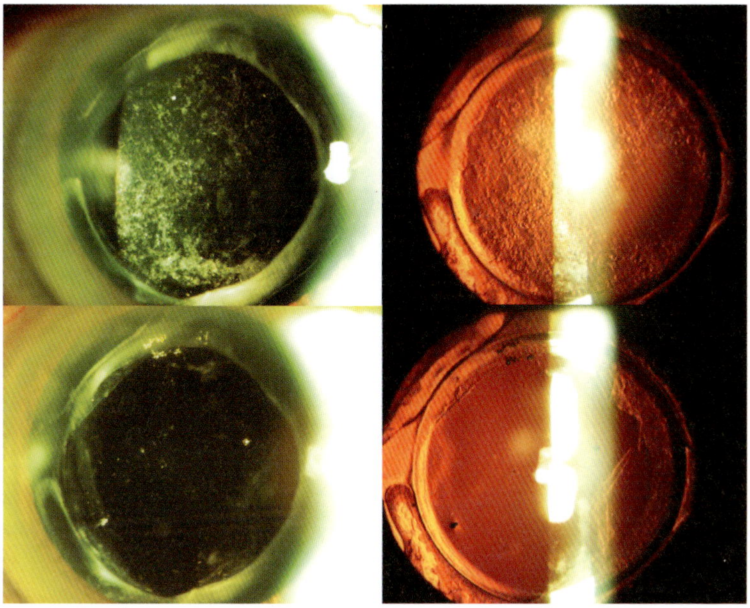

그림 1-50. 백내장 수술 후 발생한 후발백내장의 모습(위 그림) 수정체의 뒷면에 창문에 먼지가 끼듯 뿌옇게 후발백내장이 생겨 있습니다. 참고로 왼쪽 그림과 오른쪽 그림은 같은 눈인데 현미경의 조명을 다르게 해서 관찰한 모습입니다. **레이저를 이용해서 후발백내장을 제거한 후 모습(아래 그림)** 뿌옇게 있던 혼탁이 말끔하게 사라졌습니다.

백내장 수술과 관련하여 비교적 흔하게 접할 수 있는 합병증이 후발백내장입니다. 후발백내장은 말 그대로 '백내장 수술 후에 생긴 백내장'이라는 뜻으로 인공수정체의 뒷면에 여러 물질이 붙어서 혼탁이 생기는 상황입니다. 따라서 백내장 수술 후 처음에는 잘 보이다가 서서히 다시 시력이 저하된다면 후발백내장의 가능성을 고려해야 합니다. 다행히도 후발백내장은 외래에서 레이저치료만으로도 대부분의 경우 효과적으로 치료가 가능합니다.

녹내장은 좋아지는 병이 아니다 보니 꾸준히 진료를 받아야 하고, 그러다 보면 시간이 흐르면서 녹내장이 있는 눈에 백내장이 생기거나 심해지는 경우도 많습니다. 백내장 수술이 필요한 상황이라 "백내장 수술을 받는 것이 좋을 것 같습니다"라고 이야기하면 많은 경우에 "녹내장 있어도 백내장 수술 할 수 있어요?"라고 물어봅니다. 녹내장이 있다고 백내장 수술을 못 하는 것은 아닙니다. 안과 의사마다 생각이 다르겠지만 많은 안과 의사가 녹내장이 있으면 오히려 백내장 수술을 조금 더 일찍 하는 것이 좋다고 생각합니다. 그 이유는 다음과 같습니다.

녹내장이 있는 눈에서 백내장 수술이 미치는 영향

1. 녹내장 때문에 흐리게 보이는 증상과 백내장 때문에 불편한 증상이 모두 있는 경우, 적어도 백내장 때문에 불편한 증상이라도 빨리 해결하는 것이 좋습니다.
2. 특히 전방이 좁은 경우는 백내장 수술을 하면 전방이 깊어지면서 안압 조절이 더 유리합니다.
3. 백내장 수술을 하면 여러 가지 녹내장 검사를 할 때 검사결과가 더 정확하게 나옵니다.
4. 혹시나 나중에 녹내장 수술이 필요한 경우, 백내장 수술이 미리 되어 있으면 수술할 때 더 유리한 점이 있습니다. 반대로 녹내장 수술을 먼저 받고 이후에 백내장 수술을 받게 되면 녹내장 수술 부위 방수유출 기능이 떨어져서 안압이 오르는 경우가 있습니다. 따라서 백내장 수술 후 안압을 잘 관찰해야 합니다.
5. 하지만 녹내장의 종류에 따라서 백내장 수술이 쉽지 않은 경우도 있어서(특히 폐쇄각녹내장, 거짓비늘녹내장) 백내장 수술 후 합병증의 발생 가능성이 더 높은 점을 고려해야 합니다.

2부

녹내장은 어떻게 진단하나요?

녹내장 검사의 기본 개념

녹내장은 '높은 안압과 그 외의 추가 요인들 때문에 시신경이 점점 약해지면서 시야가 점점 좁아지는 병'입니다. 따라서 녹내장의 상태를 제대로 파악하기 위해서 세 가지 핵심 요소인 안압, 시신경, 시야에 대한 검사가 필요합니다. 녹내장 검사는 검사의 부

안압측정

시신경 사진
(구조)

시야검사
(기능)

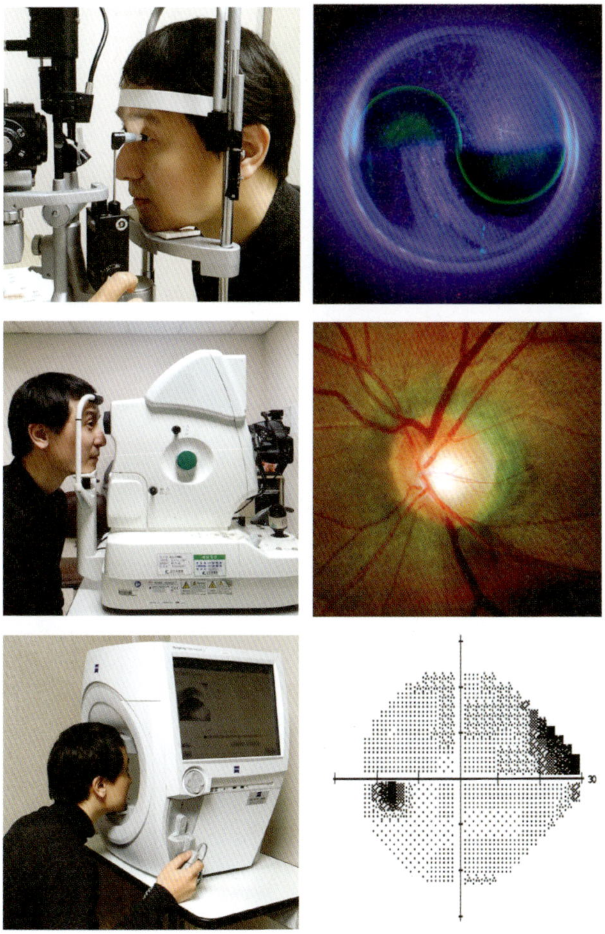

그림 2-1. 녹내장 검사의 기본 개념 세 가지 핵심 요소인 안압, 시신경, 시야를 중심으로 검사합니다.

위에 따라 안압측정, 각막 두께 측정, 시신경유두 분석, 시신경섬유 분석, 황반 신경절 세포 분석, 시야검사로 나누어 볼 수 있고, 검사의 대상이 구조인지 기능인지에 따라 구조를 보는 사진이나 빛간섭단층촬영, 기능을 보는 시력이나 시야, 전리생리학검사로 구분할 수 있습니다. 비유하자면 학창 시절 신체검사 받을 때 했던 키와 몸무게 측정은 구조를 보는 검사이고, 달리기나 윗몸일으키기는 기능을 보는 검사입니다. 녹내장은 부위나 단계에 따라 구조에 먼저 이상이 나타나기도 하고 기능 이상이 검사에서 먼저 보이기도 하기 때문에 상황에 따라 여러 검사들을 함께 고려해서 종합적으로 판단하는 것이 좋습니다.

시력검사

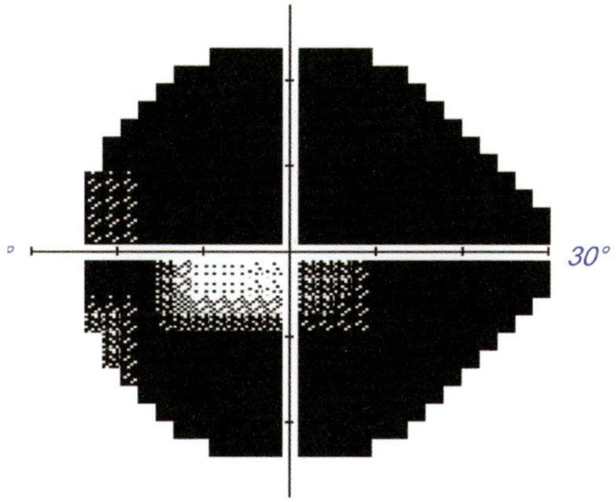

그림 2-2. 녹내장이 심해서 시야의 대부분이 흐리게 보이고(검은 부분) 중심 일부만 보이는 경우(하얀 부분) 시야 결손의 정도로 봤을 때는 심한 녹내장이지만 중심부의 시력은 1.0이 유지되고 있습니다. 이렇게 녹내장은 시력보다는 시야에 더 뚜렷하게 이상이 나타납니다.

시력이란 말 그대로 일정한 크기와 간격을 가지는 시표를 일정한 거리에서 보는 능력을 뜻하는 것으로 안과 방문 시마다 하는 기본 검사입니다. 하지만 녹내장의 진행이 곧 시력의 저하를 뜻하는 것은 아닙니다. 실제로 시력은 1.0 이상을 보지만 주변부의 시야 결손이 상당부분 존재하는 경우도 있습니다. 또한 시력이 점점 나빠지더라도 그 원인이 녹내장 외의 다른 요인들(백내장이나 망막이상 등)에 의한 것일 수도 있습니다.

시력은 전신적인 몸 상태에 의해서도 영향을 받을 수 있습니다. 특히 나이가 많거나 당뇨가 있는 경우 시력에 매번 조금씩 차이가 생길 수 있습니다. 따라서 작은 시력변화는 지나치게 걱정하지 않아도 됩니다. 시력은 대부분 한쪽 눈씩 측정하기 때문에 반대쪽 눈을 가리개로 잘 가려야 합니다. 간혹 좋지 않은 눈의 시력을 측정할 때 반대 눈을 비스듬하게 가리고 틈새로 시력판을 읽는 경우가 있어서 시력이 정확히 측정되지 않기도 합니다. 또한 반대 눈을 가릴 때 너무 세게 누르게 되면 한동안 뿌옇게 보여 실제보다 시력이 낮게 측정되기도 합니다.

세극등현미경 검사

안과에서 가장 기본이 되는 검사입니다. 약 6배에서 40배 정도의 배율을 가지는 현미경으로 눈의 상태를 관찰합니다. 일반적으로 눈꺼풀, 결막, 각막, 전방, 홍채, 수정체와 유리체의 앞쪽까지를 이 기구로 검사할 수 있으며 렌즈를 이용하면 망막과 시신경의 상태도 파악할 수 있습니다.

조그만 눈을 현미경으로 확대해서 보기 때문에 눈을 조금만 움직여도 검사하기가 어렵습니다. 따라서 멀리 정면을 주시한다는 기분으로 검사기기에 턱을 올려놓고, 이마를 밀착시킨 채로 편안하게 있는 것이 좋습니다.

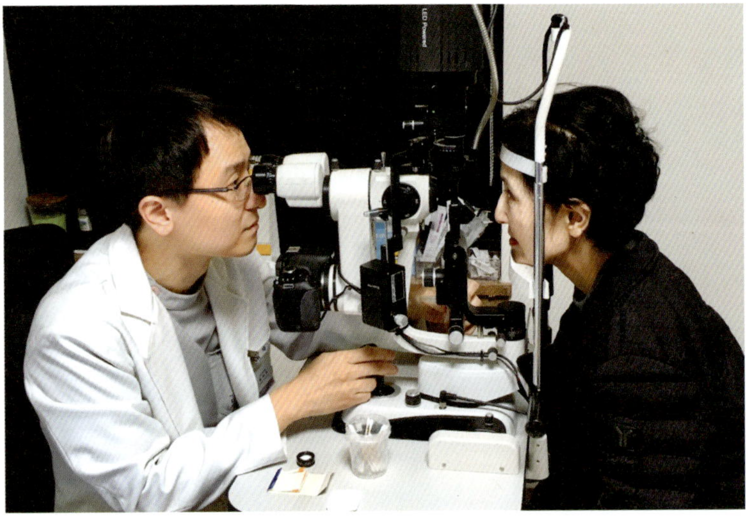

그림 2-3. 세극등현미경으로 눈을 검사하는 모습 그림에서처럼 턱과 이마를 받침대에 꼭 붙이고, 어깨에 힘을 빼고 검사자가 지시하는 곳을 가만히 바라보면 됩니다.

안압측정

녹내장의 발생과 진행에 가장 중요한 영향을 주는 것이 안압이기 때문에 안압의 측정은 매우 중요합니다. 여러 녹내장 검사들 중에서 특히 안압측정이 중요한 이유는 다음과 같습니다.

안압측정이 중요한 이유

1. 안압의 정도, 변화 양상에 따라 어떤 종류의 녹내장인지 진단을 하는 기본 자료가 되며
2. 안압을 바탕으로 앞으로의 치료 방침을 정하게 되고
3. 치료 후 안압의 변화가 치료에 대한 반응을 알아보는 중요한 지표가 되기 때문입니다.

안압의 경우, 하루 중에도 시간에 따라 계속 변하는 것으로 알려져 있습니다. 이를 안압의 일중변동(circadian variation)이라 부릅니다. 그렇기 때문에 때로는 하루 종일 병원에 머무르면서 안압검사를 반복해서 하는 경우도 있습니다. 또한 하루 중의 같은 시간대라도 검사 시기에 따라, 검사 기구에 따라, 검사자에 따라, 검사받는 사람의 심리적, 육체적 상황에 따라 조금씩 차이가 있을 수 있습니다. 따라서 안압의 작은 변화에 너무 일희일비할 필요 없습니다.

안압측정에는 크게 검사 기구가 직접 눈에 닿는 접촉식과 그렇지 않은 비접촉식이 있습니다.

안압계의 종류

1. 접촉식 안압계: 골드만 안압계, 아이케어(iCare), 토노펜(Tonopen)
2. 비접촉식 안압계: 공기 안압계

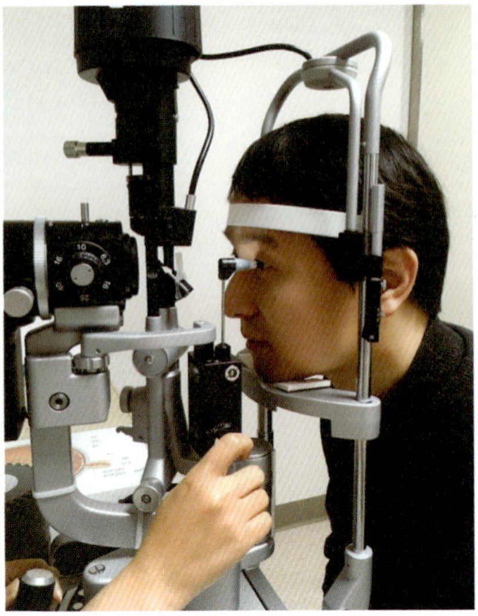

그림 2-4. 골드만 안압계를 이용하여 안압을 측정하는 모습 반대쪽 눈도 함께 뜨고 검사자가 지시하는 곳을 바라봅니다.

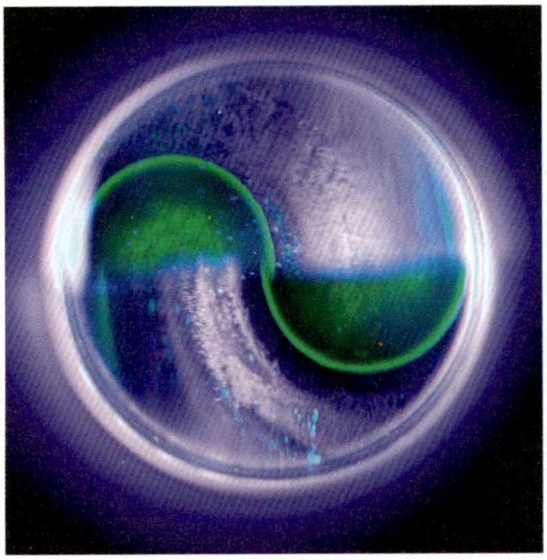

그림 2-5. 골드만 안압계로 안압을 측정할 때 검사자가 현미경을 통해 보게 되는 화면 안압계의 프리즘이 환자의 눈에 닿은 상태에서 안압 측정계에 달린 다이얼을 돌려서 이 그림에서처럼 두 개의 초록색 반원의 안쪽면이 서로 만날 때의 수치를 읽게 됩니다.

다양한 안압측정 기구가 소개되고 있지만 현재는 골드만 안압계를 가장 많이 사용하고 있습니다. 골드만 안압계의 경우, 눈에 닿는 기구이기 때문에 검사 전에 눈에 점안 마취제와 염색약을 투여하게 됩니다. 점안 마취제를 점안할 때 따끔한 느낌이 들 수 있으나 곧 사라지게 되고 마취제의 효과는 10분에서 15분 정도 지속됩니다. 마취제의 효과가 지속되는 동안은 눈의 느낌이 평소와 다를 수 있고 일부 마취제가 눈물길을 통해 혀로 넘어갈 경우 약간 쓴 맛이 느껴질 수도 있으나 일시적인 현상으로 크게 걱정하지 않아도 됩니다. 공기 안압계는 기구에서 바람을 쏘아서 안압을 측정하는 기계로 기구가 직접 눈에 닿지 않기 때문에 측정이 간편한 장점이 있으나 골드만 안압계보다는 정확도가 떨어집니다. 토노펜은 연필처럼 생긴 안압계를 눈에 살짝 눌러서 안압을 측정하는 기구로 각막의 표면이 균일하지 않거나, 몸이 불편해서 검사기기 앞에 앉아 있기 어려운 경우, 어린이처럼 검사에 협조가 잘 되지 않아 골드만 안압계로 측정하기 어려운 경우에 사용합니다. 아이케어도 휴대용으로 간편하게 사용할 수 있는 장비로 기구의 끝이 눈에 미세하게 닿지만 마취를 하지 않아도 되는 장점이 있어서 많이 사용되고 있습니다. 특히, 아이케어 중 일부 모델은 환자가 다른 사람 도움 없이 혼자 안압을 측정할 수 있게 고안되어 집에서도 궁금할 때마다 안압을 직접 측정할 수 있습니다.

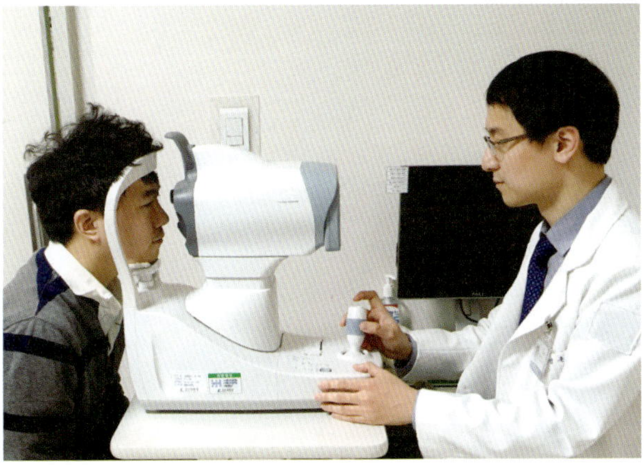

그림 2-6. 공기를 이용한 비접촉식 안압계

과학기술이 발달하면서 여러 가지 새로운 안압측정 장비들이 소개되고 있습니다. 안압은 계속 미세하게 변하는 값이기 때문에 한 시점만 측정하는 것보다 연속적으로 측정하면 더 많은 정보를 얻을 수 있습니다. 그래서 개발된 것이 안압을 감지할 수 있는 센서가 부착된 콘택트렌즈입니다. 일정한 시간 동안 렌즈를 착용하고 있으면 그 기간의 안압이 기록되는 방식입니다. 하지만 이 장비 역시 눈 밖에서 각막의 변화를 측정하여 눈 속의 압력을 간접적으로 추정한다는 한계가 있습니다. 이와는 달리, 압력 감지장치가 부착된 작은 기구를 눈 속에 넣어서 직접 눈 속의 압력을 측정하는 방법도 있습니다. 아직은 눈 속에 장치를 넣어야 하는 부담이 있지만 실제 눈 속의 압력을 측정할 수 있고, 연속적인 변화를 감지할 수 있다는 면에서 여러 장점이 있습니다. 이러한 새로운 장비들의 경우 아직은 비용이 높기 때문에 널리 사용되고 있지 않지만 앞으로의 발전 방향을 보여 주고 있습니다.

각막두께 측정

녹내장의 진단에 각막두께도 중요한 정보를 제공합니다. 각막의 두께를 측정하는 이유는 크게 두 가지로 나누어서 생각할 수 있습니다.

녹내장 환자에게 각막두께 측정이 중요한 이유

1. 각막두께는 골드만 안압계로 측정한 안압에 영향을 줍니다. 각막이 두꺼운 사람은 안압이 실제보다 높게 측정되고, 얇은 사람은 안압이 실제보다 낮게 측정됩니다. 따라서 안압을 분석할 때는 각막두께를 함께 고려하게 됩니다.
2. 각막두께가 얇은 경우 그렇지 않은 경우보다 녹내장의 발생 위험이 더 높습니다. 따라서 각막두께가 얇다면 치료의 방침을 결정할 때 더 적극적인 방법을 고려하게 됩니다.

각막두께를 측정하는 방법은 초음파를 이용한 방법, 각막지형도 검사장비를 이용하는 방법, 경면현미경 검사장비를 이용하는 방법, 빛간섭단층촬영(OCT)을 이용하는 방법 등 여러 가지가 있습니다. 각막두께는 측정하는 장비에 따라 조금씩 차이가 있는데 일반적으로 가장 널리 사용되는 방법은 초음파를 이용하는 방법입니다. 사람마다 키가 다양하듯 각막의 두께도 다양합니다. 우리나라 사람을 대상으로 시행한 '남일 연구'의 결과에 의하면 초음파를 이용하여 측정한 정상 중심각막두께는 약 530μm였습니다. 일반적으로 500에서 600μm 정도면 너무 두껍거나 얇지 않은 보통 정도의 각막두께로 보면 됩니다.

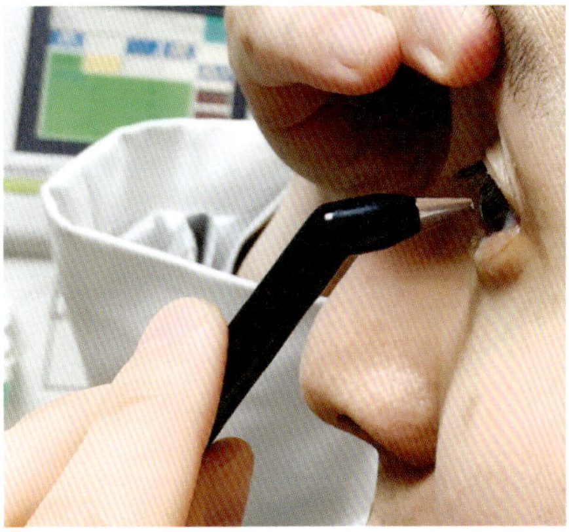

그림 2-7. 접촉식 초음파 각막두께 측정 장면

현재 진료실에서 사용되고 있는 안압 측정은 각막을 눌렀을 때의 반응을 기준으로 판단하는 것이기 때문에 각막의 성질이 안압 측정에 중요한 영향을 줍니다. 각막이 두껍다면 각막이 얇은 경우보다 안압이 더 높게 측정되고, 각막이 얇다면 각막이 두꺼운 경우보다 안압이 더 낮게 측정되는 경향이 있습니다. 따라서 측정된 안압을 해석할 때 항상 각막두께를 함께 고려해야 합니다. 누군가의 몸무게가 적당한지 아닌지 판단할 때 키를 함께 고려해야 하는 것과 비슷한 상황입니다. 예를 들어 어떤 사람의 몸무게가 70kg으로 나왔는데 키가 190cm라면 과체중이 아닐 가능성이 많을 것이고 키가 150cm라면 과체중의 가능성이 더 높다고 생각할 수 있습니다. 마찬가지로 누군가의 안압이 19mmHg라면 적당한지 아닌지 판단하기 위해서 반드시 각막두께를 함께 고려해야 합니다. 만약 각막두께가 600μm로 두껍다면 높은 안압이 아닐 가능성이 더 많을 것이고, 각막두께가 400μm로 얇다면 높은 안압일 가능성이 더 많다고 생각할 수 있습니다.

라식이나 라섹과 같은 레이저를 이용한 각막굴절교정수술이 널리 보급되어 있습니다. 이 수술들의 경우 각막의 일부분을 레이저로 깎기 때문에 각막의 모양과 두께가 변해서 안압측정 시 오차가 생길 수 있습니다. 특히 수술 후 각막의 두께가 감소한 경우에는 실제보다 안압이 낮게 나올 수 있기 때문에 측정된 안압을 그대로 받아들이기보다는 두께를 고려하여 보정한 값을 사용해야 합니다.

그렇다면 각막두께를 이용한 안압측정치의 보정은 어떻게 하면 좋을까요? 여러 가지 공식이 나와 있지만 아직 '이 공식이 표준'이라고 정해진 것은 없습니다. 따라서 안과 의사들마다 각자 선호하는 방법으로 보정을 하고 있습니다. 가장 간단하게 생각할 수 있는 방법은 정상인의 평균값인 530μm를 기준으로 50μm 두꺼울수록 안압이 3mmHg 정도 높게 측정되는 것으로 추정하는 것입니다. 예를 들어서 각막두께를 제외한 나머지 조건이 모두 같은 상황이라고 가정했을 때, 각막두께가 530, 430, 630μm인 눈의 안압 측청치가 모두 19mmHg라면 각막두께가 430μm인 경우는 530μm보다 100μm 얇으니까 상대적으로 6mmHg 정도 낮게 측정되고, 630μm인 경우는 100μm 두꺼우니 6mmHg 정도 높게 측정된 것으로 생각할 수 있습니다. 따라서 모두 19mmHg의 안압 측정치가 나왔더라도 각막두께를 보정한다면 530μm인 눈은 19mmHg, 430μm인 눈은 25mmHg, 630μm인 눈은 13mmHg로 추정하게 됩니다.

각막의 성질을 파악할 때는 두께 외에도 '점성', '탄성', '이력

(hysteresis)' 같은 여러 가지 다른 지표를 고려할 수 있습니다. 최근에는 두께 외의 다른 특성을 측정할 수 있는 장비들이 개발되어 진료에 활용하기 위한 연구들이 진행 중이지만 아직은 제한된 정보를 제공하고 있어서 널리 사용되지는 않고 있습니다.

각막의 성질이 눈 전체의 성질을 대변한다는 주장도 있습니다. 예를 들어 각막이 얇고 약한 눈은 시신경 주위 구조물도 얇거나 약할 것이라는 가설입니다. 만약 그렇다면 각막의 성질을 파악한다면 앞으로 녹내장의 발생이나 진행을 예측하는 데에 도움이 될 것이라 생각할 수 있습니다. 실제로 각막이 얇은 경우, 녹내장 발생과 진행의 위험이 각막이 두꺼운 경우보다 더 높다는 연구 결과들도 있습니다. 따라서 각막두께는 향후 치료 방침을 계획할 때에 참고 자료로 활용할 수 있습니다.

전방각경 검사

여러 가지 종류의 렌즈를 이용하여 전방각의 구조물을 관찰하는 검사로 특히 개방각녹내장과 폐쇄각녹내장을 감별하는 데 중요한 역할을 합니다. 또한 전방각에 있는 구조적 이상, 종양, 염증반응, 색소 침착, 신생혈관, 이물 등을 찾아내는 데에도 유용하게 쓰입니다.

전방각을 볼 때 사용하는 골드만 3면경(Goldmann three mirror lens)에는 중심의 렌즈와 세 개의 거울이 달린 렌즈가 있습니다. 세 개의 거울 중에서 가장 작은 반달 모양의 거울이 주로 전방각을 관찰할 때 사용되고 거울이 클수록 더 중심부 망막을 볼 때 사용됩니다. 이 기구를 사용할 때는 점안마취를 하고 점도가 있는 점탄물질을 안구와 전방각경 사이에 채워야 정확한 상을 볼 수 있습니다. 따라서 전방각경 검사를 한 후 안구에 점탄물질이 남아 있

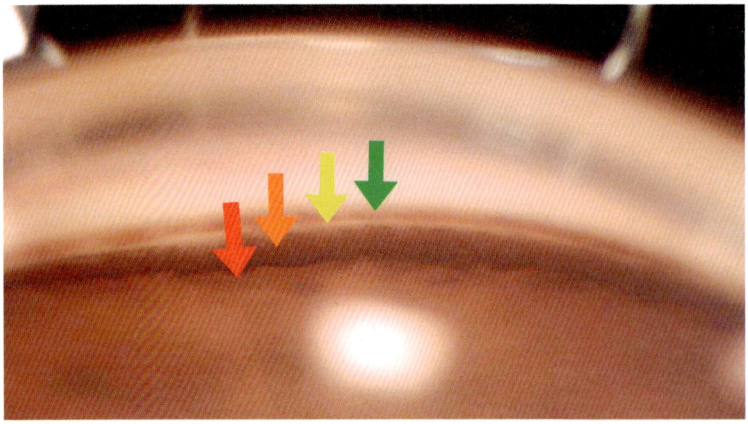

그림 2-8. 전방각경 검사를 통해서 보이는 정상 전방각의 모습. 여러 구조물들의 모습이 무지개처럼 보입니다. 뒤에서 앞쪽으로 차례대로 홍채근부(빨간색 화살표), 모양체띠(주황색 화살표), 공막극(노란색 화살표), 섬유주(연두색 화살표) 등의 구조물이 보입니다.

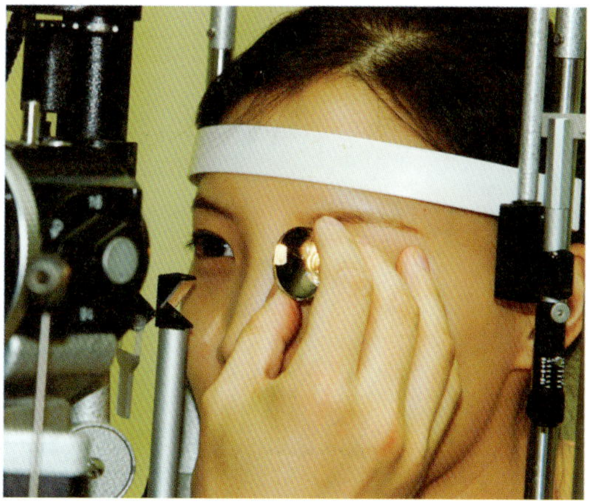 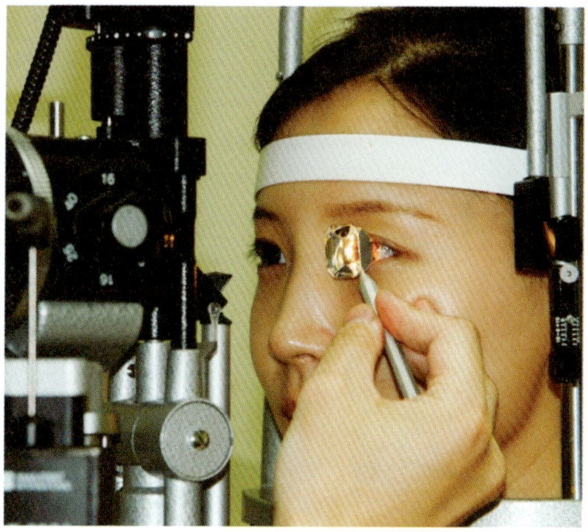

그림 2-7. 전방각경 검사를 하고 있는 모습 왼쪽은 골드만(Goldmann) 3면경, 오른쪽은 자이스(Zeiss) 4면경을 이용한 검사입니다.

어 일시적으로 불편할 수 있습니다. 다른 기구인 자이스 4면경(Zeiss four mirror lens)의 경우 점탄물질이 필요 없고 빠르게 검사할 수 있으며, 각막의 중심부를 눌러 보는 함입검사를 할 수 있는 장점이 있습니다. 따라서 골드만 3면경보다 환자의 불편함이 덜합니다. 그 외에도 전방각의 구조물을 볼 수 있는 여러 종류의 렌즈가 있습니다. 어떤 렌즈를 사용할지는 눈 상태나 의사의 선호도에 따라 달라질 수 있습니다.

시신경유두 검사

시신경유두를 관찰하는 방법에는 여러 가지가 있습니다. 그중 가장 기본적인 방법은 검사자가 세극등 현미경을 통해서 눈을 검사하면서 눈 앞에 렌즈를 대고 시신경유두를 직접 들여다보는 방법입니다. 이 경우, 검사자가 양안을 이용해서 입체적으로 시신경유두를 볼 수 있고, 별 다른 추가 절차 없이 간단히 시행할 수 있고, 눈이 조금 부신 것 외에 환자에게 특별한 불편함이나 부작용이 없다는 장점이 있습니다. 그 외에 검안경을 이용해서 시신경과 망막을 검사하는 방법도 있습니다.

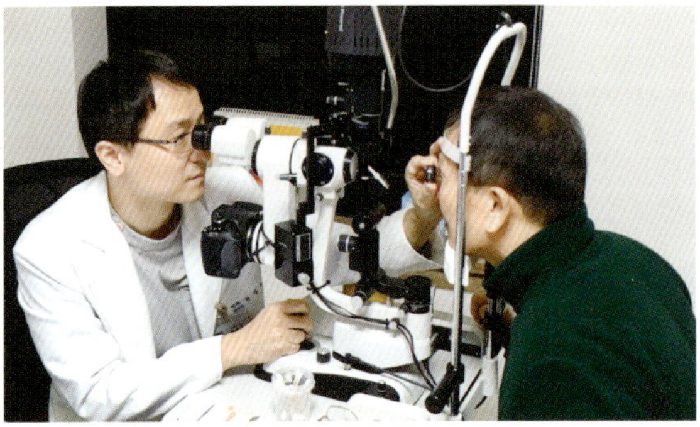

그림 2-10. 세극등현미경에서 렌즈를 사용하여 시신경유두를 검사하는 장면

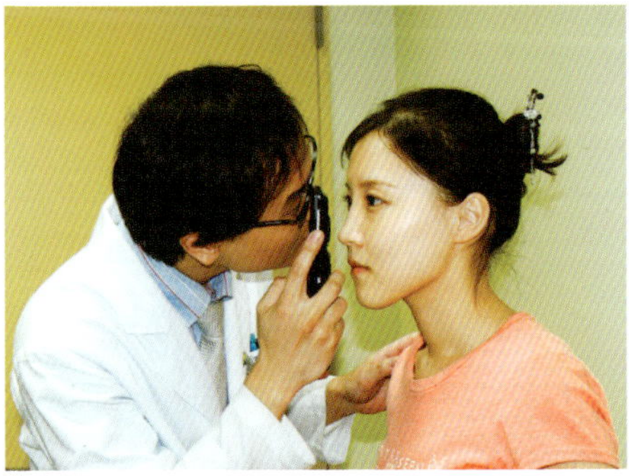

그림 2-11. 직상검안경을 이용해서 시신경유두를 검사하는 장면

이렇게 검사자가 직접 관찰하는 방법이 기본이지만 검사자의 기억이나 기록에 의존해야 하는 한계가 있습니다. 따라서 조금 더 자세히, 객관적인 자료를 남기기 위해 시신경유두의 모습을 사진으로 기록해 두는 것이 좋습니다. 시신경유두를 사진으로 자세히

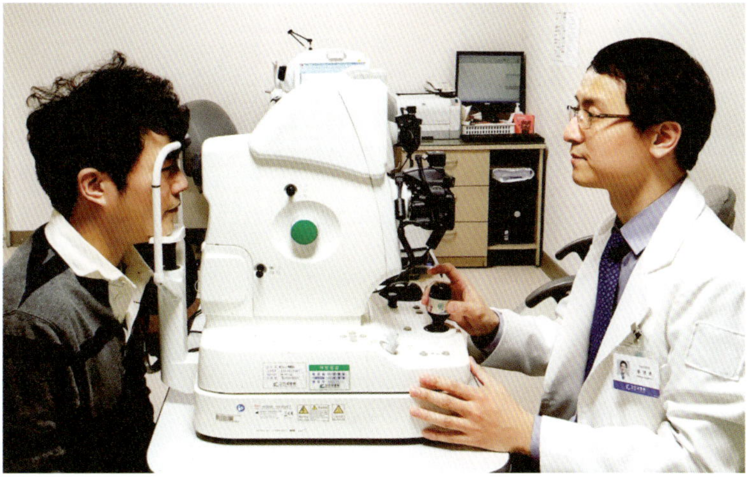

그림 2-12. 시신경과 망막의 사진을 찍는 장면 장비의 종류, 눈 상태에 따라 눈 동자를 크게 해서(산동) 찍기도 하고, 그런 과정 없이 그냥 찍기도 합니다. 찍을 때 잠깐 눈이 부신 것 외에 부작용은 전혀 없습니다.

찍어 두면 1) 현재 상태를 크게 확대해서 자세히 볼 수 있고, 2) 앞으로 변화 유무를 확인할 때 비교해 볼 수 있는 중요한 자료가 됩니다. 최근 기술의 발달로 시신경을 검사할 수 있는 많은 장비가 개발되었습니다. 새로운 장비로 검사를 하게 되면 당장은 더 많은 정보를 얻을 수 있겠지만 검사 장비의 종류에 따라 측정 결과에 차이가 있기 때문에 이전 검사 결과와 장기간 비교해서 볼 때 제한이 있습니다. 하지만 시신경유두 사진촬영은 장비나 검사 방법에 따라 차이가 거의 없기 때문에 시간이 흘러도 변함 없이 항상 포함되는 가장 기본적인 검사입니다.

녹내장에서 시신경유두의 이상을 나타내는 가장 대표적인 지표가 시신경유두함몰비(cup-to-disc ratio)입니다. 시신경은 정상적으로 가운데에 움푹 파인 부분이 있는데(함몰) 시신경유두의 크기에

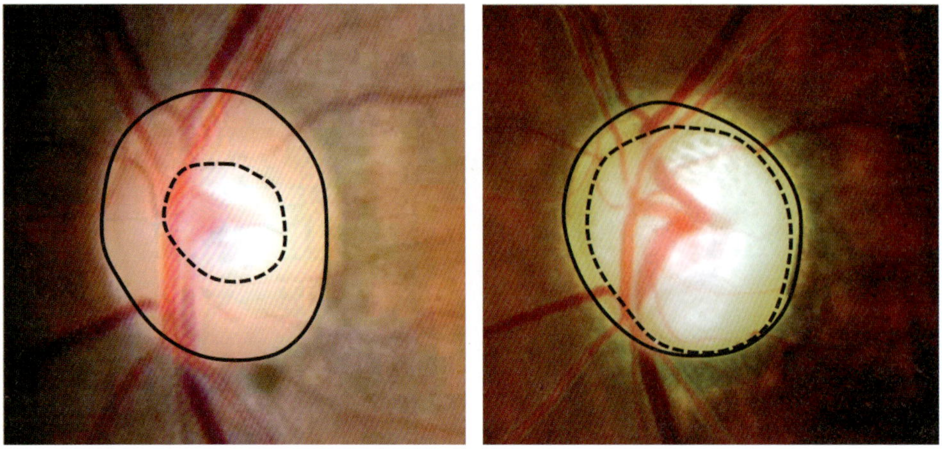

그림 2-13. 시신경유두함몰비 측정하기 시신경유두의 경계(그림의 검은색 실선)와 시신경테의 경계부(그림의 검은색 점선)를 파악한 후 전체 시신경유두에서 가운데 함몰된 부분이 얼마나 큰지 비율로 산정합니다. 넓이의 비율로 보기도 하고, 가로나 세로의 직경을 기준으로 판단하기도 합니다. 이 증례는 같은 사람의 눈으로 녹내장이 생기기 전에는 시신경유두함몰비가 0.5 정도였는데(왼쪽 그림) 말기 녹내장이 되고 나서는 시신경유두함몰비가 0.9 정도로 많이 증가했습니다(오른쪽 그림).

비해서 함몰된 부분이 어느 정도인지를 비율로 나타낸 값이 시신경유두함몰비입니다. 녹내장이 없는 경우 대부분 시신경유두함몰비가 0.3에서 0.6 정도의 범위를 보이지만 녹내장이 생기면서 시신경테가 얇아지면 함몰된 부분이 정상보다 더 넓고 깊어져서 시신경유두함몰비가 더 커지게 됩니다. 만약 시신경테가 다 소실되어서 가운데가 움푹 파이면 시신경유두함몰비는 거의 1.0에 가까워지게 됩니다. 시신경유두함몰비는 시신경의 상태를 대략적으로 파악하기 간단한 장점이 있지만 여러 한계가 있기 때문에 이 값만 보고 녹내장의 상태를 자세히 알기는 어렵습니다. 예를 들면 시신경유두함몰비가 0.3 정도로 크지 않더라도 녹내장이 있을 수 있고, 0.8 정도로 크더라도 정상일 수도 있습니다. 따라서 시신경유두함몰비는 항상 다른 검사결과와 함께 파악해야 합니다.

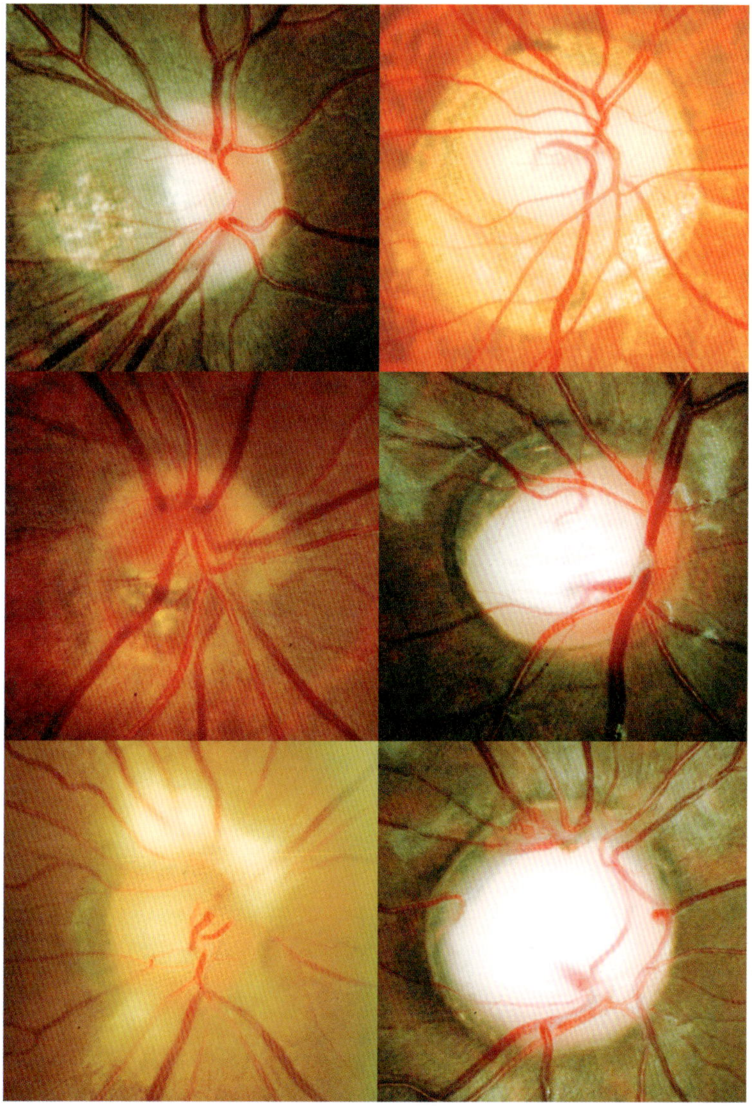

그림 2-14. 다양한 시신경유두 사진 가장 먼저 전반적인 시신경유두의 전반적인 모양(둥근지, 타원형인지, 기울어져 있는지, 결손이 있는지)과 크기(너무 크거나 작지는 않은지), 색깔을 보고(창백한지 충혈이 되어 있는지), 시신경테에 결손이 있는지, 시신경유두 함몰이 있는지, 시신경유두 주위에 위축이나 출혈이 있는지, 시신경유두 주위 신경섬유와 혈관은 괜찮은지 확인합니다. 이 그림에 있는 시신경유두는 모두 이상소견이 있는데 녹내장은 아닙니다. 시신경유두의 이상이 녹내장인지 아닌지 감별하기 위해서 자세히 사진을 찍어서 관찰하는 것이 중요합니다.

신경섬유층 촬영

지금까지 편의상 '시신경이 약해진다'는 표현을 썼지만 정확하게 기술하자면 '시신경이 손상되면서 신경섬유 결손, 시신경유두 함몰, 시신경테 결손이 생기는 것'입니다. 신경섬유의 손상 여부도 시신경유두 검사처럼 검사자가 세극등현미경이나 검안경을 이용하여 어느 정도 확인할 수 있지만 신경섬유가 워낙 가늘고 색깔이 연해서 맨눈으로는 잘 보이지 않고, 눈이 조금이라도 움직이면 제대로 확인하기 어렵기 때문에 주로 신경섬유층 촬영이나 빛간섭단층촬영 같은 다른 방법으로 보게 됩니다.

신경섬유층 촬영의 경우 일반적으로 찍는 안저사진과 비슷한데 그 과정에 추가로 필터를 사용하거나 디지털 처리를 해서 특히 신경섬유가 잘 보이도록 해줍니다. 신경섬유 가닥은 가느다란 하얀 선으로 보이기 때문에 흑백으로 보면 더 잘 보입니다.

여러 녹내장 검사들 중에서 신경섬유의 결손을 확인하는 것이 특히 초기 녹내장의 발견에 유용하다고 알려져 있습니다. 많은 경우에 신경섬유의 결손이 먼저 생기고 어느 정도 진행이 되고 난 뒤에 현재 안과에서 하고 있는 시야검사에서 이상이 나타나기 때문입니다.

신경섬유를 평가할 때는 다음의 사항들을 관찰하게 됩니다.

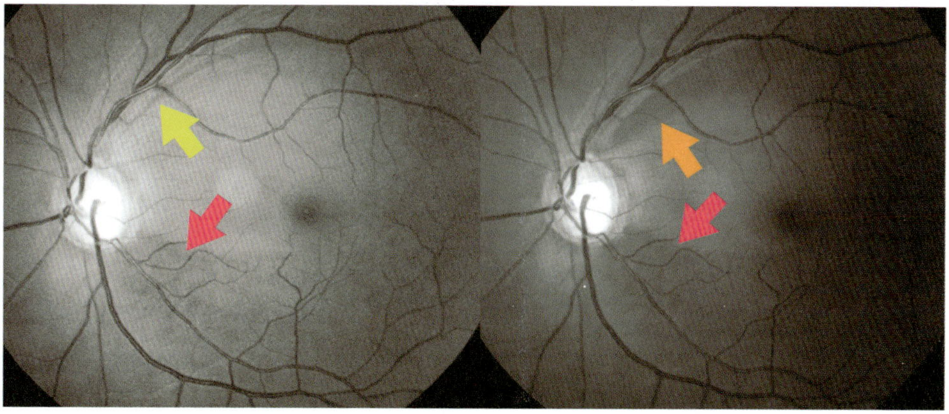

그림 2-15. 신경섬유층을 촬영한 사진 같은 눈의 2015년 사진(왼쪽 그림)과 2017년의 사진(오른쪽 그림)입니다. 왼쪽 그림의 위쪽을 보면 가느다란 하얀 줄들이 시신경유두부터 주변으로 연결되어 있는 모습을 볼 수 있습니다. 신경섬유들 사이에 신경섬유가 가늘어지면서 색이 어둡게 변한 부분이 있습니다(왼쪽 그림 노란 화살표). 아직 어두운 부분의 주변에는 하얀 신경섬유들이 많이 남아 있습니다. 하지만 신경섬유 결손이 더 진행되면서 원래 하얀색 줄이 있던 부분이 어둡게 변했습니다(오른쪽 그림 주황색 화살표). 아래쪽에도 어둡게 보이는 신경섬유 결손 부분이 있습니다(빨간 화살표). 이렇게 신경섬유층 사진을 찍으면 어느 부위에 어느 정도로 신경섬유 결손이 있는지, 그 결손이 더 나빠지는지 알 수 있습니다

녹내장에서 신경섬유의 평가

1. 신경섬유 결손이 있는지: 어느 위치에 있는지, 어느 정도로 있는지(넓이, 깊이)
2. 신경섬유 결손에 변화가 있는지: 결손의 범위가 더 넓어졌는지, 결손의 깊이가 더 깊어졌는지, 원래 없던 자리에 새로운 결손이 생겼는지

신경섬유 사진은 뚜렷하게 잘 보이는 경우도 있지만 애매한 경우도 많기 때문에 경험 많은 안과 의사의 해석이 중요합니다. 사진이 흐리거나 고도근시처럼 눈의 모양이 늘어나거나 뒤틀려 있는 경우에는 판독이 어려워서 다른 검사 결과와 함께 종합해서 판단하게 됩니다.

빛간섭단층촬영(OCT)

빛간섭단층촬영(OCT, optical coherence tomography)은 눈의 여러 조직들에서 반사되는 빛의 양상을 분석해 눈의 여러 구조물의 모양, 두께, 부피 등을 측정할 수 있는 검사로 검사 시간이 짧고, 부작용이 없고, 해상도가 높아서 널리 이용되고 있는 검사입니다. 참고로 OCT를 '눈 CT'라고 부르는 경우도 있는데 OCT의 CT는 CT/MRI 검사의 CT(computed tomography)와는 다른 말로 방사선을 사용하지 않는 안전한 검사입니다. 앞서 살펴본 방법들 중에서 눈으로 직접 보거나 사진을 찍어서 보는 방법은 시신경이 얼마나 손상되었는지 대략적인 평가는 가능하지만 구체적으로 몇 마이크로미터나 손상되었는지는 알기 어려운 단점이 있습니다. 하지만 빛간섭단층촬영은 조직의 두께나 부피를 측정하여 숫자로 나타내기 때문에 더 자세한 평가가 가능합니다.

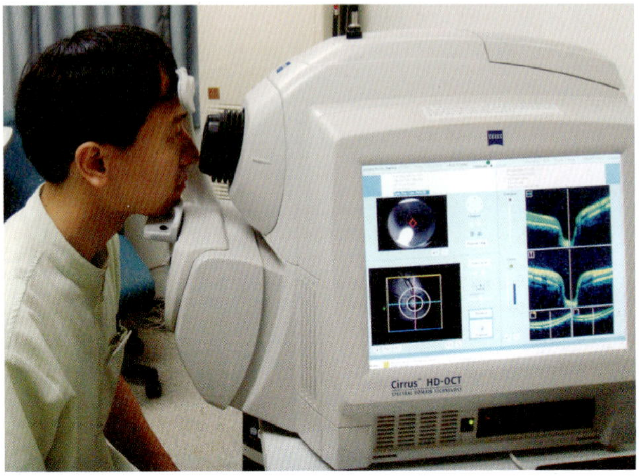

그림 2-16. 빛간섭단층촬영 검사 장면 검사자가 지시하는 대로 기계 속에 있는 표시를 보고 있으면 됩니다. 검사 시간은 몇 분 이내로 짧고 부작용도 전혀 없습니다.

눈으로 직접 보거나 사진으로 보는 검사에 비해서 빛간섭단층촬영 검사가 가지는 장단점은 다음과 같습니다.

빛간섭단층촬영의 장점

1. 신경섬유층의 두께를 마이크로미터 단위로 자세하게 측정할 수 있습니다.
2. 시신경유두의 면적, 시신경테의 면적, 시신경유두함몰비, 시신경유두패임의 부피를 자세한 수치로 측정할 수 있습니다.
3. 사진으로는 볼 수 없는 황반부 망막신경절세포의 두께, 사상판, 시신경유두 주위 및 황반부 혈관의 혈류 등을 측정할 수 있습니다.
4. 사진에서는 정확히 나타나지 않는 아주 초기 변화도 찾아낼 수 있습니다.
5. 녹내장이 많이 진행되어 사진에서는 더 이상 변화를 알 수 없는 경우에 빛간섭단층촬영을 하면 변화가 관찰되는 경우가 있습니다.
6. 백내장이나 유리체 혼탁이 있어서 신경섬유 사진이 흐리게 나오는 경우에도 빛간섭단층촬영은 유용한 정보를 제공하는 경우가 있습니다.

빛간섭단층촬영의 단점(한계)

1. 아무리 해상도가 높아지더라도 결국 빛이 반사되는 양상을 보고 유추하는 것이기 때문에 실제 모습과는 다를 수 있습니다. 비유하자면 그림자를 보고 원래 물체의 모양을 유추하는 방식이라 결국 빛간섭단층촬영 검사만으로 사물의 본질을 모두 파악할 수는 없습니다. 따라서 시신경의 본모습을 그대로 보여 주는 사진검사도 함께 시행하는 것이 좋습니다.
2. 기계가 자동으로 구조물들의 경계를 인식하는데 아직은 그 경계부위 인식에 오류가 발생합니다. 특히 근시가 심한 눈, 망막에 다른 이상이 있는 경우, 유리체 혼탁이 있는 경우 오류가 발생할 수 있기 때문에 기계가 산출한 값을 있는 그대로 모두 받아들이면 안 됩니다.
3. 새로운 장비가 계속 나오고 최신 장비로 검사한 값은 이전 장비의 값과 호환되지 않는 경우가 많아서 장기간 검사결과를 비교할 때 한계가 있습니다.

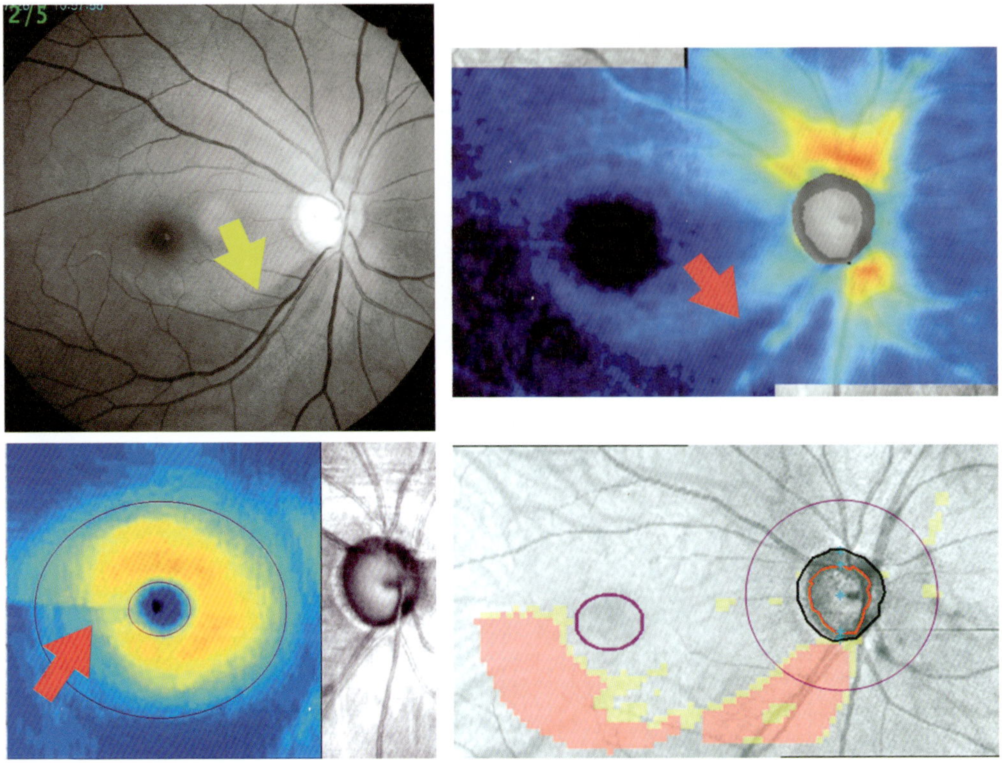

그림 2-17. 빛간섭단층촬영으로 검사한 녹내장의 모습 신경섬유 촬영에서 신경섬유 결손이 보입니다(왼쪽 위 그림 노란 화살표). 빛간섭단층촬영은 신경섬유를 분석해서 두께가 두꺼우면 빨간색-노란색으로 표시하고 얇으면 파란색으로 표시합니다. 따라서 신경섬유 결손이 있는 부위가 빛간섭단층촬영에서는 파란색으로 나타납니다(오른쪽 위 그림 빨간 화살표). 신경섬유는 황반부의 신경절세포와 연결되기 때문에 황반부의 신경절세포를 함께 분석하면 여러 가지 유용한 정보를 얻을 수 있습니다. 신경절세포의 두께는 사진에서는 나타나지 않기 때문에 빛간섭단층촬영을 통해서만 알 수 있습니다. 신경절세포가 얇아진 결손 부위도 역시 파란색으로 나타납니다(왼쪽 아래 그림 빨간 화살표). 그리고 신경섬유와 신경절세포의 이상 부위를 함께 한눈에 볼 수 있고, 기계에 입력된 정상 범위보다 얇은 부분은 노란색-빨간색으로 표시해서 쉽게 파악하게 해줍니다(오른쪽 아래 그림).

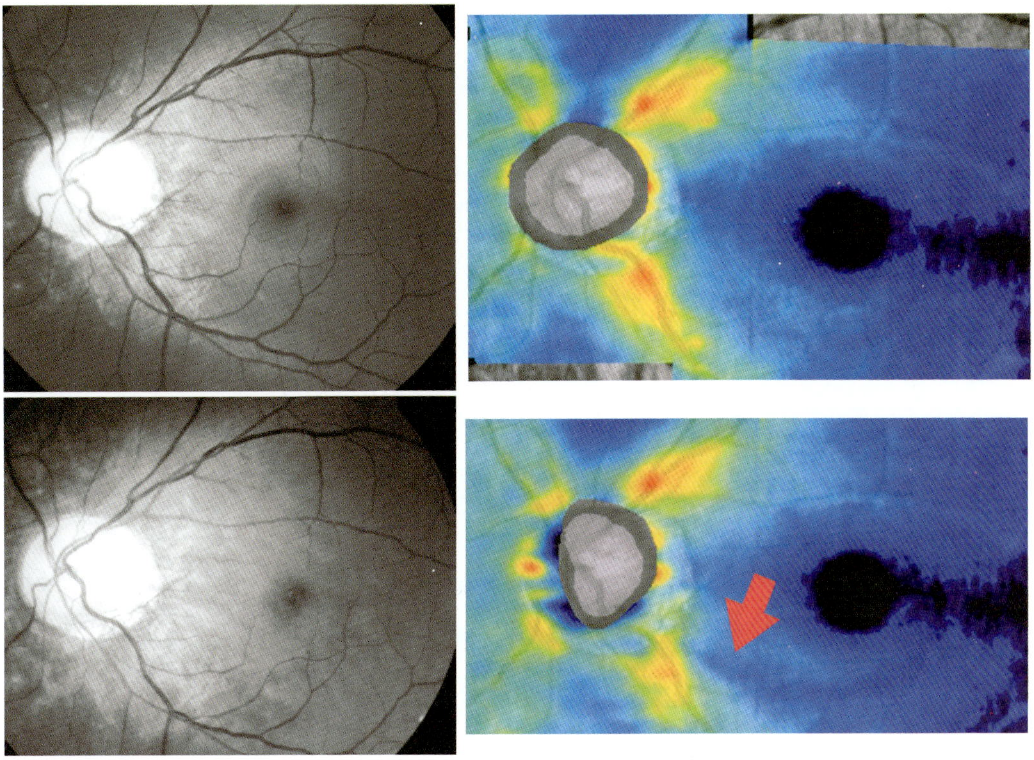

그림 2-18. 고도근시가 있는 눈에서 빛간섭단층촬영이 도움이 되는 경우 고도근시가 있는 눈의 2015년 검사(위 그림)와 2017년 검사(아래 그림)입니다. 신경섬유 사진(왼쪽 그림)에서는 변화가 있는지 없는지 애매합니다. 하지만 빛간섭단층촬영(오른쪽 그림)에서는 시신경이 더 얇아진 부위가 파란색으로 명확하게 보입니다(아래 그림 빨간 화살표).

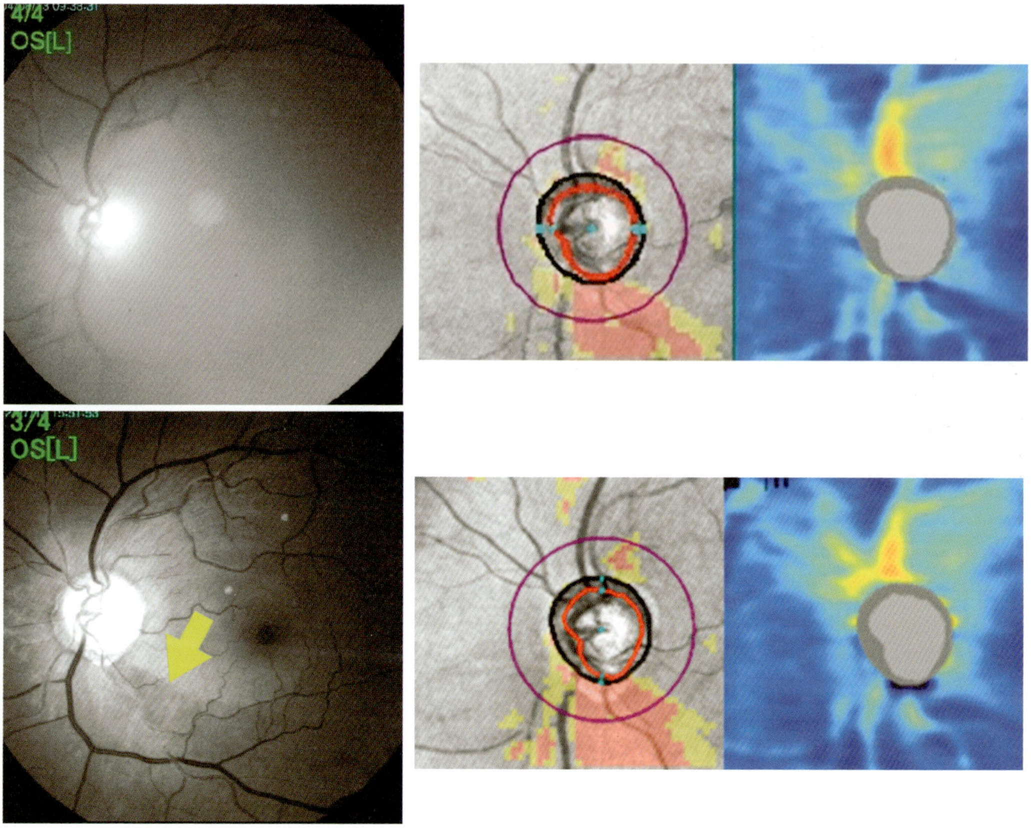

그림 2-19. 백내장이 있는 눈에서 빛간섭단층촬영이 도움이 되는 경우. 같은 눈의 백내장이 있을 때 검사(위 그림)와 백내장 수술 후 검사(아래 그림)입니다. 백내장이 있을 때는 신경섬유 사진이 전체적으로 안개 낀 것처럼 뿌옇게 나와서 이상 부위를 알기 어렵습니다. 하지만 빛간섭단층촬영에서는 이상 부위를 관찰할 수 있습니다. 백내장 수술 후에 신경섬유 사진에서도 신경섬유 결손 부위가 보입니다(아래 그림 노란 화살표).

시야검사

시야검사의 원리는 청력검사와 비슷합니다. 청력이 좋은 사람은 작은 소리도 잘 듣고, 청력에 문제가 있다면 작은 소리는 잘 못 듣게 됩니다. 마찬가지로 신경세포의 기능이 정상이라면 약한 빛도 볼 수 있지만 신경세포의 기능이 떨어져 있으면 약한 빛은 느끼지 못하게 됩니다. 따라서 망막 여러 부위의 신경세포들이 얼마나 튼튼한지 알기 위해서 망막의 여러 부위에 강한 빛, 약한 빛을 번갈아 가면서 비춰 주고 얼마나 잘 보는지 확인하는 것이 시야검사의 기본 원리입니다. 한마디로 '몸이 얼마나 튼튼한지 체력장 검사 하듯이 시신경 세포들이 얼마나 튼튼하지 세포들의 체력을 테스트하는 검사'라고 생각하면 됩니다.

시야검사에는 여러 종류가 있습니다.

시야검사의 종류

1. 검사 방식에 따라:
   1) 자동(기계가 프로그램에 따라 자동으로 보여주는 빛에 환자가 반응하는 방식)
      a) 표준 자동 시야검사(SAP, standard automated perimetry): 험프리 시야검사계(Humphrey Field Analyzer),
      옥토퍼스 시야검사계(Octopus perimeter)
      b) 주파수 배가 기술 시야검사(FDT, frequency doubling technology perimetry): 험프리 FDT, 험프리 Matrix

2) 수동(검사자가 보여 주는 자극에 따라 환자가 반응하는 방식): 골드만 시야검사계

2. 검사 범위에 따라: 주로 중심 30도, 24도, 10도를 보고, 경우에 따라 더 넓은 범위를 보기도 합니다.

3. 검사 프로그램에 따라: 표준 자동 시야검사의 SITA, full threshold, SITA-fast, SWAP 등. 일반적으로 가장 많이 쓰이는 것은 험프리 시야검사계의 SITA 프로그램입니다.

검사의 종류나 검사받는 사람의 협조 정도에 따라 차이는 있지만 대부분 시야검사에 걸리는 시간은 한쪽 눈에 5-20분 정도입니다. 한 곳을 주시한 채로 빠르게 나타났다 사라지는 불빛에 반응해야 하는 검사이기 때문에 집중력이 필요합니다. 그렇기 때문에 나이가 많거나 검사에 익숙하지 않은 경우 처음에는 검사결과가 제대로 나오지 않아 정확한 결과를 위해 여러 번 시야검사를 반복하는 경우도 많습니다. 대부분의 경우 처음에는 시야검사가 힘들지만 여러 번 하다 보면 요령이 생기게 됩니다. 그날 컨디션에 따라 체력 테스트 결과가 달라지듯이 시야검사 결과도 할 때마다 조금씩 다를 수 있습니다. 꽉 막힌 통에 얼굴을 대고 집중해서 어두운 빛을 봐야 하기 때문에 꽤 피곤한 검사입니다. 많이 피곤한 상태에서는 검사를 받다가 졸기도 합니다. 그래도 아주 중요한 검사이기 때문에 꾸준히 열심히 받는 것이 좋습니다.

여러 종류의 시야검사가 있지만 전 세계적으로 험프리 시야검사계를 이용한 표준 자동 시야검사가 가장 널리 사용되고 있기 때문에 실제로 녹내장이 있는 눈에서 험프리 시야검사계를 이용해서 시행한 시야검사의 결과지를 살펴보겠습니다.

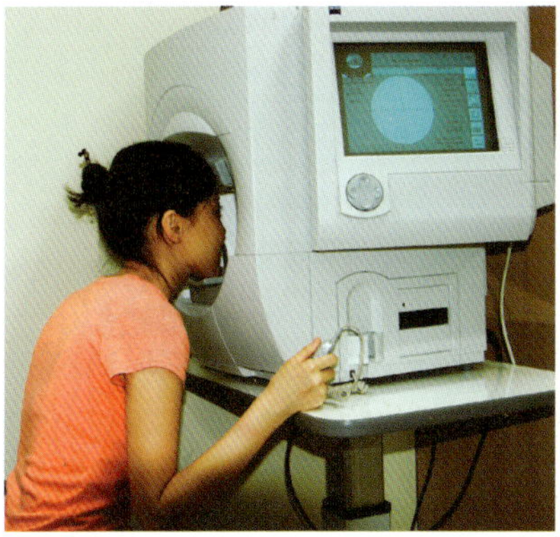

그림 2-20. 험프리 시야검사계로 시야검사를 하는 장면 검사자의 지시에 따라 화면을 보고 있다가 반짝하는 불빛이 보이면 손에 쥐고 있는 버튼을 누르게 됩니다.

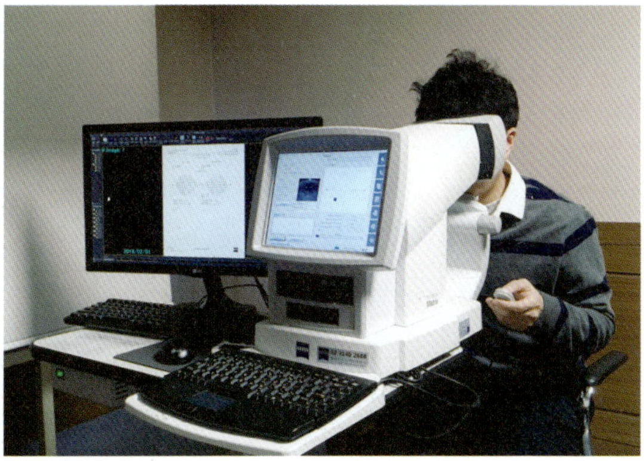

그림 2-21. FDT 검사 장면 험프리 시야검사계와 비슷하게 화면을 보고 있다가 깜빡이는 시표가 보이면 손에 들고 있는 버튼을 누르면 됩니다.

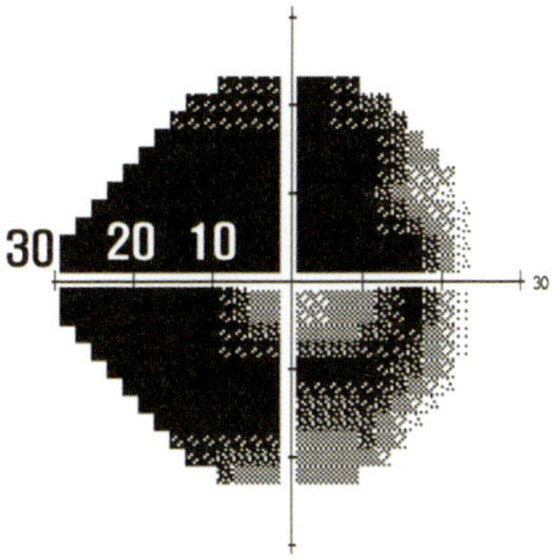

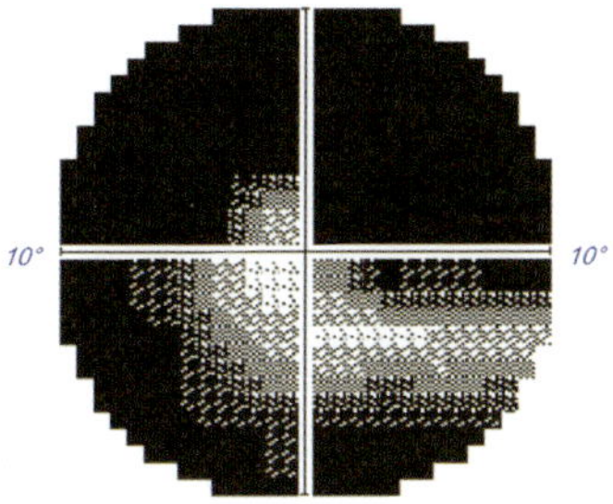

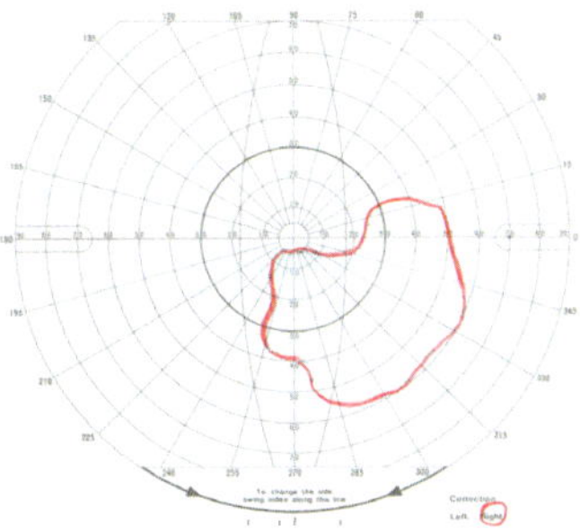

그림 2-22. 여러 가지 종류의 시야검사 결과 같은 눈을 대상으로 다른 방법으로 시야검사를 시행한 결과입니다. 왼쪽 그림은 험프리 시야검사계의 24도 측정으로 한 검사입니다. 가운데 아래쪽 10도 이내만 하얀색과 회색 부분이 있고, 10도에서 30도 사이는 거의 대부분의 영역이 검은색으로 나타납니다. 이 경우, 어차피 잘 안 보이는 부분은 제외하고 가운데 10도 부분을 확대해서 자세히 검사하는 것이 더 유용한 정보를 제공하기 때문에 중심 10도만 검사를 하게 됩니다(가운데 그림). 오른쪽 그림은 골드만 시야검사의 결과로 빨간색 영역이 환자가 보는 범위입니다. 골드만 시야검사는 수동으로 검사자와 환자가 일일이 보이는 범위를 확인해야 하는 검사라 시간이 더 오래 걸리지만 자동 시야검사를 잘 하기 어려운 경우에 유용하게 쓰입니다.

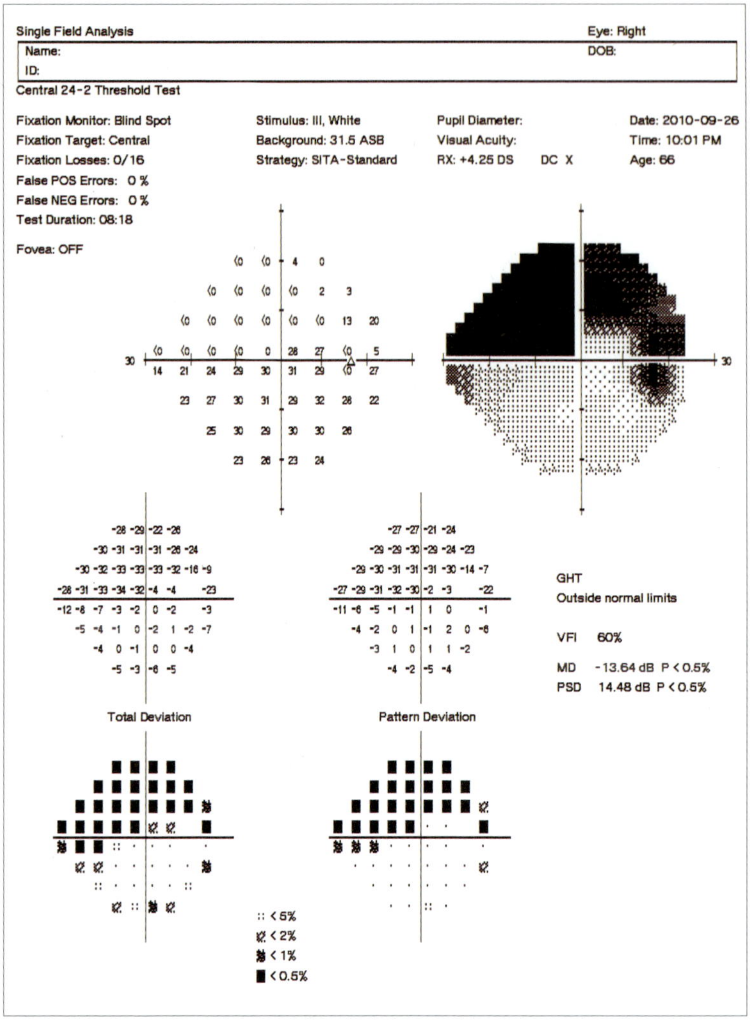

◀ **그림 2-23. 녹내장이 있는 오른쪽 눈의 험프리 시야 검사계의 결과** 결과의 왼쪽 위쪽에는 환자가 검사를 얼마나 잘 했는지 나타내는 여러 가지 지표가 있고, 나머지 부분에 시야의 이상 정도가 여러 가지 표현방법을 통해서 나타나 있습니다. 각 부분을 조금 더 자세히 알아보겠습니다.

▼ **그림 2-24. 시야검사의 기본 정보** 시야검사 결과지의 위쪽에 있는 부분. 제일 왼쪽에 검사를 얼마나 잘 했나 보여 주는 여러 지표들(fixation losses, false positive errors, false negative errors)과 검사 시간(test duration)이 있고, 가운데에는 어떤 자극(stimulus)과 어떤 방법(strategy)으로 검사를 했는지가 나와 있고, 오른쪽에는 검사 날짜, 시각, 환자의 나이가 나와 있습니다.

Single Field Analysis — Eye: Right

Name: — DOB: 1944-07-20

ID:

Central 24-2 Threshold Test

Fixation Monitor: Blind Spot	Stimulus: III, White	Pupil Diameter:	Date: 2010-09-26
Fixation Target: Central	Background: 31.5 ASB	Visual Acuity:	Time: 10:01 PM
Fixation Losses: 0/16	Strategy: SITA-Standard	RX: +4.25 DS DC X	Age: 66
False POS Errors: 0 %			
False NEG Errors: 0 %			
Test Duration: 08:18			

그림 2-25. 그 아래에 있는 시야이상 그림입니다(gray scale map). 이 검사의 경우 중심 24도를 검사했는데 어느 부위에 어느 정도로 시야 결손이 있는지를 보여 줍니다. 왼쪽 그림은 각 영역에서의 신경세포들의 민감도를 나타내는데 보통 30 정도면 튼튼하고 0이면 기능이 매우 낮은 것을 의미합니다. 예를 들면 윗몸 일으키기 개수 같은 체력장 테스트 결과라고 생각하면 됩니다. 그 결과가 숫자로만 나와 있으면 느낌이 잘 오지 않아서 한눈에 파악할 수 있게 그림으로 오른쪽에 다시 표시합니다. 기능이 정상이면 하얀색, 기능이 낮을수록 회색, 검은색으로 표시합니다. 이 경우, 위쪽부분의 기능점수가 숫자 0 미만으로 표시된 부분이 그림에서는 검은색으로 나오고 아래쪽에 기능점수가 30인 부분은 하얀색으로 표시된 것을 볼 수 있습니다.

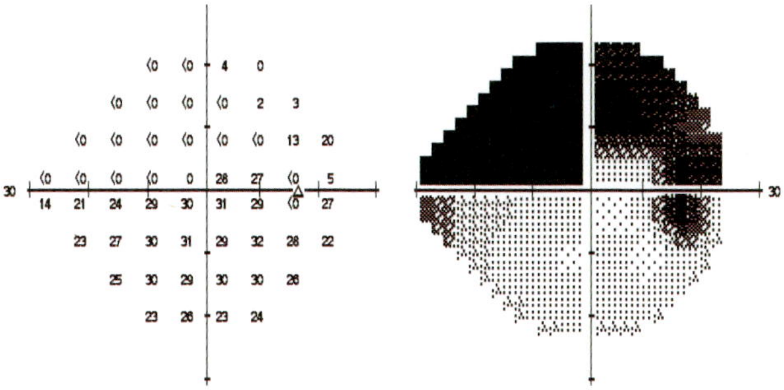

그림 2-26. 그림 2-25의 결과는 각 부위의 신경세포 기능 점수를 있는 그대로 보여 준 것이고 나이와 전체적인 눈 상태에 따라 결과를 보정해서 보다 아래쪽에 간단명료하게 그래프로 다시 나타냅니다(total deviation map, pattern deviation map). 각 지점의 상태를 네 가지 점을 이용해서 상태가 나쁠수록 더 진한 점으로 표시합니다.

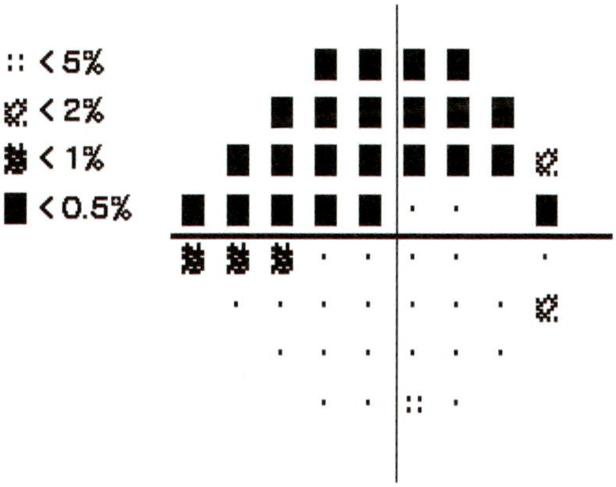

그림 2-27. 시야검사 결과지의 오른쪽 가운데에 이렇게 종합점수가 나와 있습니다. 체력검사 후 최종 급수가 나오는 것과 같은 원리입니다. GHT는 'glaucoma hemifield test'의 약자로 처음에는 위아래 시야 결손이 비대칭적으로 생기는 현상을 활용해서 위아래를 비교했을 때 정상인지 아닌지 판단한 결과입니다. 그 아래에 있는 VFI는 'visual field index'로 시야 결손의 정도와 위치를 모두 고려해서 정상을 100, 전체 시야 결손을 0으로 가정하고 어느 정도 기능이 남아 있는지 퍼센트로 나타내는 값입니다. MD는 'mean deviation'으로 정상에 비해서 어느 정도 기능이 떨어져 있는지 나타내는 값입니다. 대략적으로 0에서 -6dB 정도면 초기, -6에서 -12dB 정도면 중기, -12에서 -20dB 정도면 후기, 그보다 낮은 값이면 말기로 봅니다. PSD는 'pattern strandard deviation'으로 시야 결손이 전체 시야에서 얼마나 골고루 있는지 나타냅니다. 처음에는 녹내장이 심해지면 특정 부위가 다른 부위보다 점점 더 나빠지기 때문에 PSD 값이 점점 더 커지다가 모든 시야가 다 손상되고 나면 다시 감소하는 경향을 보입니다.

GHT
Outside normal limits

VFI 60%

MD -13.64 dB P < 0.5%
PSD 14.48 dB P < 0.5%

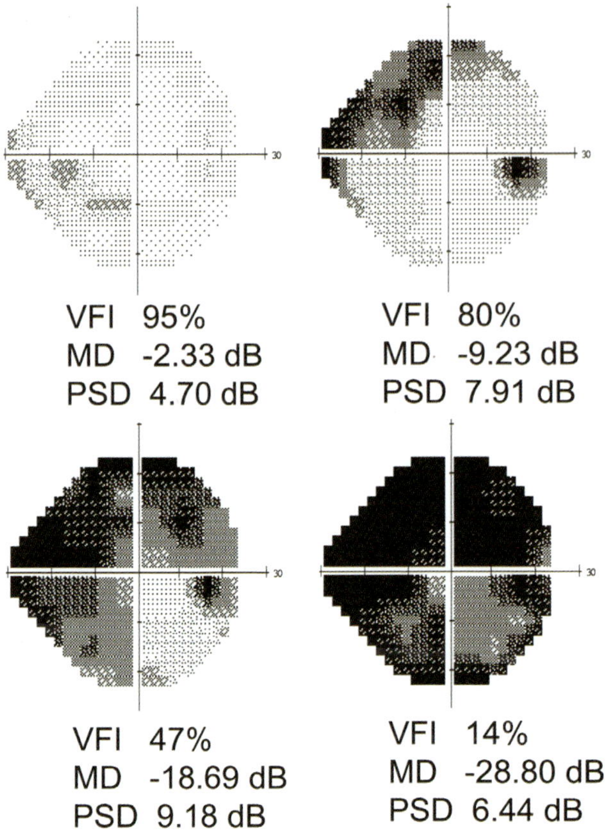

그림 2-28. 녹내장의 정도에 따른 시야검사 결과의 여러 지표들 MD 값을 기준으로 한다면 왼쪽 위쪽은 초기, 오른쪽 위쪽은 중기, 왼쪽 아래쪽은 후기, 오른쪽 아래쪽은 말기에 해당합니다. 여러 지표들 중에서 VFI는 환자 입장에서 가장 이해하기 좋은 지표입니다. 시야 결손의 정도에 따라서 '나의 신경세포는 어느 정도 기능이 남아 있는지' 간단하게 알 수 있습니다. 아직 초기 녹내장인 왼쪽 위쪽의 경우 95%의 기능이 남아 있지만 말기 녹내장인 오른쪽 아래쪽은 14%의 기능만 남아 있습니다.

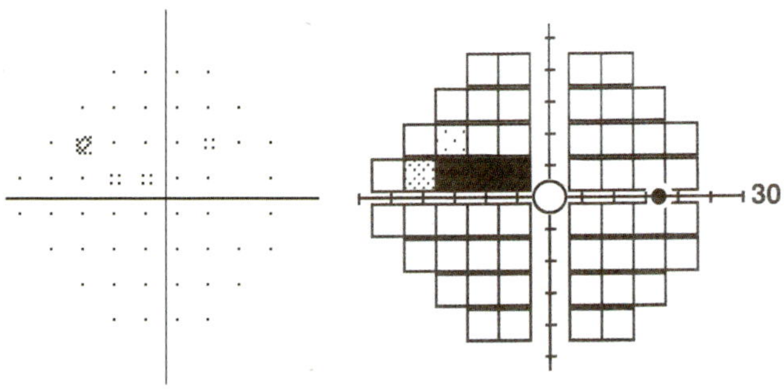

그림 2-29. 초기 녹내장이 있는 같은 눈에 두 가지 다른 시야검사를 시행한 결과 왼쪽은 험프리 시야검사계를 이용한 표준자동시야검사 결과이고 오른쪽은 FDT 시야검사 결과입니다. 표준자동시야검사에 비해서 FDT 시야검사에서 이상 부분이 더 확실하게 보입니다(까만 사각형 부분). FDT 시야검사는 표준시야검사보다 자세히 보지는 못하지만 더 초기에 이상 부위를 알아낼 수 있는 장점이 있습니다. 따라서 녹내장의 정도에 따라서 적절한 시야검사의 종류를 선택하게 됩니다.

전기생리학 검사

심장박동이 괜찮은지 확인하기 위해서 심장 주변과 팔다리에 전극을 연결해서 심전도를 찍어 봅니다. 근육이 제대로 작동하는지 확인하기 위해서는 근전도 검사를 해봅니다. 마찬가지로 시신경과 망막세포들의 기능을 알아보기 위해서 눈 주변에 전극을 연결해서 검사를 할 수 있습니다. 대표적인 검사가 시유발전위검사(VEP, visual evoked potential)와 망막전위도검사(ERG, electroretinogram)입니다. 두 검사 모두 자극을 주었을 때 시신경과 망막세포들에서 어떤 반응이 나타나는지를 분석해서 기능을 평가하는 방법으로 이런 검사들을 전기생리학적 검사라고 부릅니다. 녹내장 분야에서는 널리 사용되지는 않고 있지만 검사 장비가 발달하면서 검사가 더 간단해지고 더 많은 정보를 제공하게 되어 앞으로 활용도가 더 높아질 것으로 기대하고 있습니다.

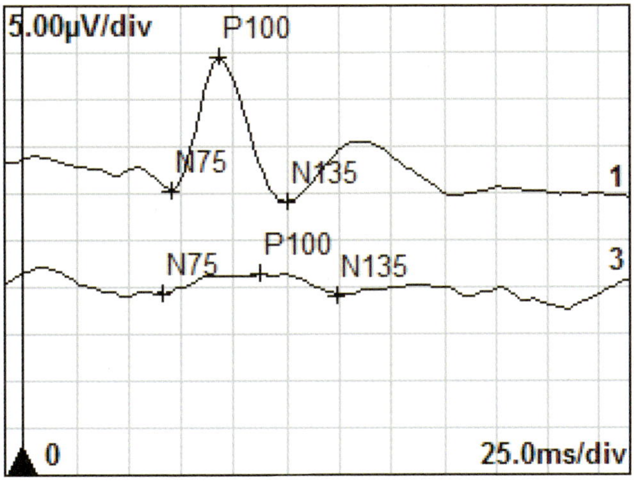

그림. 2-30. 한쪽 눈이 녹내장으로 실명된 환자의 시유발전위검사 결과 자극을 줬을 때 정상인 눈(위 그래프)은 반응이 나타나지만 실명된 눈(아래 그래프)은 반응이 훨씬 떨어져 있습니다.

녹내장에서 구조와 기능의 관계

지금까지 녹내장과 관련된 여러 가지 구조와 기능을 측정하는 검사들을 살펴봤습니다. 누군가의 신체를 검사할 때 구조(키, 몸무게)와 기능(달리기, 윗몸일으키기)을 함께 고려하는 것처럼 녹내장 검사 결과를 해석할 때도 구조와 기능을 항상 함께 해석하게 됩니다.

녹내장에서 구조와 기능을 함께 해석하는 이유

1. 녹내장이 생긴 부위와 녹내장의 단계에 따라서 구조에 주로 손상이 생기는 경우가 있고, 기능에 주로 이상이 나타나는 경우가 있습니다. 따라서 둘 중 하나만 본다면 중요한 변화를 놓칠 수 있습니다.
2. 구조와 기능은 서로 밀접한 관련이 있는데 일반적으로 알려져 있는 구조와 기능의 관계를 벗어나는 검사결과가 나온다면 검사의 오류 또는 녹내장 이외의 다른 이상을 찾아낼 수 있습니다.

일반적으로 눈의 어느 부위의 시신경이 약해지면 어느 부위의 시야에 이상이 생기는지 대략적으로 알려진 위치가 있습니다. 물론 이 관계는 사람마다 다양하기 때문에 공식대로 맞아 떨어지지는 않지만 대략 다음의 세 가지를 고려하게 됩니다.

녹내장에서 구조-기능의 관계를 볼 때 고려할 점들

1. 시신경의 손상이 위아래 어디에 있는지: 빛이 눈에 들어오면 상하좌우가 반대로 상이 맺히기 때문에 아래쪽 시신경에 이상이 있으면 위쪽 시야에 이상이 생깁니다.
2. 시신경의 손상이 황반에서 가까운지 멀리 있는지: 시신경의 이상이

황반에 가까우면 중심시야 쪽에 이상이 생기고, 황반에서 멀면 주변부 시야에 이상이 생깁니다.

3 시신경의 손상이 어느 정도로 심하게 있는지: 시신경의 손상 정도와 시야 결손의 정도가 서로 맞지 않는 경우 녹내장 이외의 원인도 고려해야 합니다.

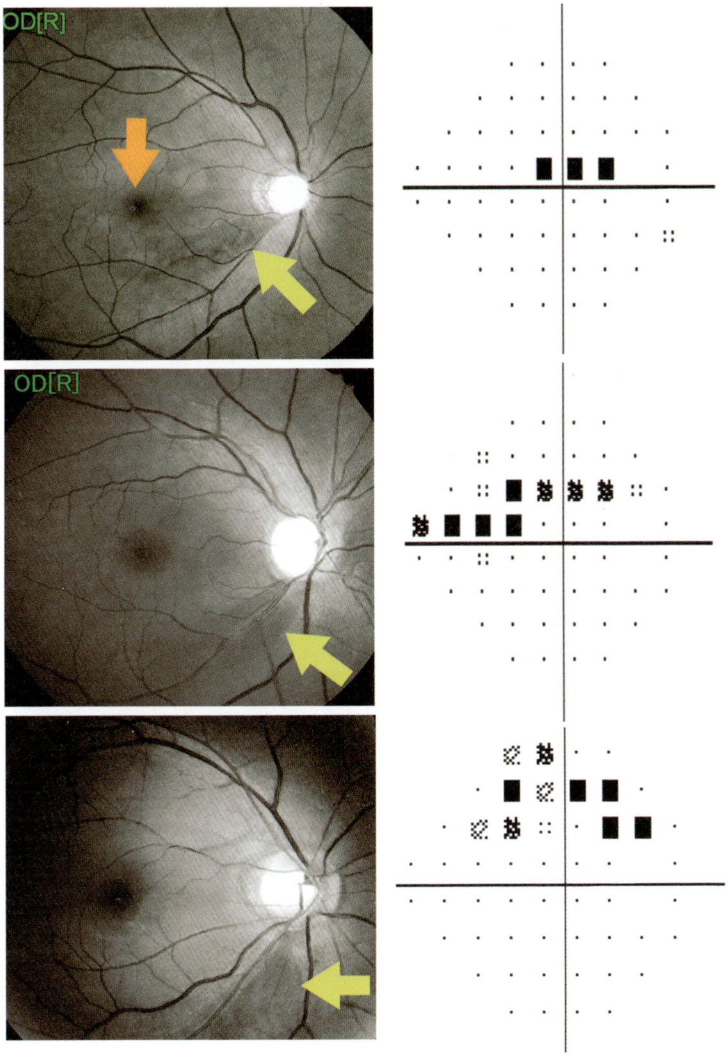

그림 2-31. 신경섬유 손상의 위치에 따른 시야 결손 위치 차이 시신경의 어느 부위에 이상이 있는가(구조, 왼쪽 그림)에 따라 시야 결손의 위치(기능, 오른쪽 그림)도 달라집니다. 세 가지 경우 모두 신경섬유 결손(노란 화살표)이 아래쪽에 있기 때문에 시야 결손은 가로 기준선보다 위쪽에 있습니다. 신경섬유 결손의 위치(노란 화살표)가 황반(주황색 화살표)에서 가까울수록 시야 결손이 중심부(가로선과 세로선이 만나는 중심부)에 가까이 있고(위 그림), 황반에서 멀수록 시야 결손이 더 주변부에 있습니다(아래 그림).

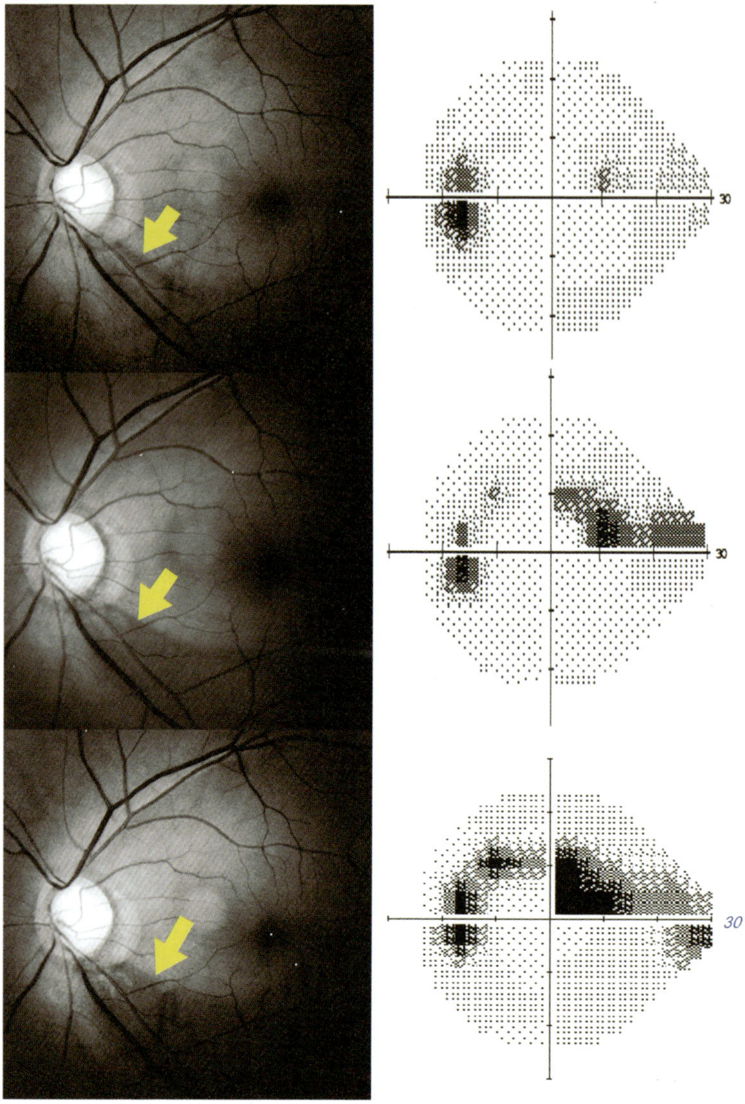

그림 2-32. 녹내장 진행에서 구조(신경섬유 사진, 왼쪽 그림)와 기능(시야검사, 오른쪽 그림)을 함께 분석한 모습 같은 눈을 1년 간격으로 계속 검사한 결과입니다(위 그림이 2015년, 중간 그림이 2016년, 아래 그림이 2017년). 신경섬유층 결손의 경계 부위인 노란 화살표 부위가 점점 위쪽으로 더 올라가면서 신경섬유층 결손 면적이 더 넓어지고 있습니다(혈관의 위치는 크게 변하지 않기 때문에 옆에 있는 혈관과 신경섬유층 결손 경계의 거리를 보면 금방 알 수 있습니다). 신경섬유층 결손이 점점 더 심해지면서 해당 부위의 시야 결손도 점점 진행하고 있습니다. 이렇게 구조와 기능이 잘 맞는 경우에는 녹내장에 의한 진행이 정확하게 나타나고 있는 것으로 생각할 수 있습니다.

녹내장 간단명료하게 생각하기—GIFT

녹내장은 정의부터, 발생기전, 치료까지 환자 입장에서 금방 이해하기 어려운 병입니다. 검사도 복잡하기 때문에 무엇을 어느 정도까지 알아야 할지 혼란스럽습니다. 그래서 녹내장에서 가장 중요한 네 가지 요소인 'GIFT'의 개념을 이해하면 본인의 녹내장 상태를 이해하는 데 도움이 됩니다. 'GIFT'는 녹내장에서 가장 중요한 네 가지 핵심 요소의 영어 앞 글자를 따서 만들어 낸 말인데 하나씩 풀어서 보자면 다음과 같습니다.

녹내장의 핵심요소: GIFT

G = **G**laucoma type (녹내장의 종류)
I = **I**ntraocular pressure (안압)
F = **F**ield (시야검사 결과)
T = **T**rend (녹내장의 진행 양상)

1. G = Glaucoma type(녹내장의 종류) - 순한 형태인지 독한 형태인지

녹내장을 분류하는 방법은 여러 가지가 있겠지만 환자 입장에서 가장 잘 이해할 수 있는 방법은 예후에 따른 분류입니다. 크게 나누자면 실명의 위험이 상대적으로 적은 '순한 형태의 녹내장'과 실명의 위험이 높은 '독한 형태의 녹내장'으로 생각할 수 있습니다. '순한 형태의 녹내장'은 대부분의 정상안압녹내장이 해당되고, '독한 형태의 녹내장'은 폐쇄각녹내장, 신생혈관녹내장, 포도막염녹내장, 거짓비늘녹내장 같은 것들입니다. 다행히 대부분의 녹내장은 '순한 형태의 녹내장'에 속합니다. 따라서 안과 의사의 권유대로 약물치료와 검사를 꾸준히 받는다면 실명까지 가는 경우는 많지 않습니다. 하지만 '순한 형태의 녹내장'이라 하더라도 치료를 제대로 받지 않으면 심각한 시력이나 시야이상을 유발할 수 있습니다. 따라서 본인이 '순한 형태의 녹내장'이라고 너무 안심해서는 안됩니다. 반대로 '독한 형태의 녹내장'이라고 너무 상심할 필요도 없습니다. 우선은 최선을 다해 봐야 합니다. 약으로 안압 조절이 안 되면, 녹내장 수술을 해야 하고, 한 번의 수술로 안 되면 4~5번 수술을 하는 경우도 있습니다. 그렇게까지 해도 결국 시력을 잃는 경우가 있지만 적어도 병이 무서워 피하는 것보단 적극적으로 최대한 열심히 대응하는 것이 훨씬 현명하다고 생각합니다.

2. I = Intraocular pressure (안압) - 안압 조절이 잘 되고 있는가?

결국 녹내장 치료의 핵심은 안압 조절입니다. 안압이 다른 사람보다 높지 않더라도 그만큼 시신경이 상대적으로 더 약하다면 안압을 더 낮춰야 합니다. 정상안압녹내장의 경우, 안압이 녹내장이 없는 정상인을 대상으로 한 측정치를 기준으로 했을 때는 정상범위이지만 시신경이 약한 사람에겐 상대적으로 여전히 높은 안압인 경우가 많습니다. 안압 외에 다른 요인들도 녹내장에 어느 정도 영향을 줄 수 있지만 그건 안압이 잘 조절된다는 가정하에서 추가로 생각해 볼 요인들입니다. 안압 조절에 가장 효과적인 방법은 안과에서 처방받은 안약을 꾸준히 사용하는 것입니다. 간혹 안과에서 처방해 주는 약 대신 다른 치료를 받겠다고 하는 경우도 있는데 결국 안과 치료보다 몇 십 배로 많은 비용을 들이

고도 효과 없고, 치료 시기를 놓치게 되는 경우가 많습니다.

환자입장에서 궁금한 것은 '지금 안압이 괜찮은가?'일 텐데 사실 '목표안압, 적정안압'이라는 것이 공식대로 깔끔하게 맞아 떨어지는 것이 아니라 쉽게 판단하기 어렵습니다. 녹내장의 정도에 따라 시신경유두, 망막신경섬유층, 시야검사의 결과를 보고 안압이 적절한지 계속 재평가해야 합니다. 그렇기 때문에 기본적인 안과 검사 외에 추가로 정밀검사가 계속 필요한 것입니다. 중요한 것은 안압이라는 것이 워낙 여러 가지 요인들의 영향을 받고, 계속 변하는 값이기 때문에 섣불리 판단하면 안 된다는 점입니다. 안압측정이 인체에 유해하지 않기 때문에 누구나 측정하고 판독할 수 있다고 하는 것은 아주 위험한 생각입니다. 안압을 제대로 평가하기 위해서는 안과 전문의의 정확한 측정과 판독이 중요합니다.

3. F = Field (시야) - 시야이상이 어느 정도인가?

'녹내장이 있습니다'라고 이야기하면 대부분 돌아오는 질문은 '상태가 심한가요?'입니다. 녹내장의 정도를 판단할 때 가장 좋은 방법이 시야검사의 결과에 따른 분류입니다. 여러 가지 분류가 있지만 많이 쓰이는 방법은 초기, 중기, 후기, 말기로 나누는 방법입니다. 시야가 몇 %나 망가졌는지를 궁금해하는 환자분들도 많지만 검사 때마다, 검사 종류마다 각각 다르기 때문에 대답하기가 곤란한 경우가 많습니다.

4. T = Trend (진행 양상) - 진행하고 있는가? 진행 속도가 빠른가?

네 번째로 생각할 점은 진행의 유무 및 속도입니다. 녹내장의 진행 유무를 판단하는 방법은 안과 의사마다 조금씩 차이가 있겠지만 모든 안과 의사가 공통적으로 강조하는 것은 처음 진단 당시의 자료를 충분히 확보하는 것입니다. 병원마다 구비하고 있는 장비의 사정이 다르겠지만 처음 진단 당시의 안압, 각막두께, 시신경유두/신경섬유/안저 사진, 시야검사 결과는 가급적 모두 확보하는 것이 좋습니다. 같은 눈이라도 녹내장의 진행 시기에 따라서 시신경유두, 신경섬유, 시야검사 중 진행이 가장 잘 나타나는 부분이 다르기 때문입니다. 따라서 녹내장의 진행 유무를 판단하기 위해서 본인의 증상과 상관없이 녹내장 정밀검사를 정기적으로 꾸준히 받는 것이 중요합니다.

진료에 적용하기

녹내장을 파악하기 위해서 이 네 가지 항목(G, I, F, T)을 떠 올리고 하나씩 맞춰 보면 됩니다. 그러면 여러 가지 경우의 수가 가능합니다. 가장 좋은 경우의 수는 'G = 순한 형태의 녹내장이고, I = 안압 조절이 잘 되고 있고, F = 아직 초기이고, T = 크게 나빠지지 않고 있는 경우'입니다. 만약 네 가지 항목 중 위험한 항목이 있다면 긴장해야 합니다. 예를 들어 'G = 거짓비늘녹내장이고, I = 안압이 들쭉날쭉하고, F = 아직 초기이고, T = 진행이 확실하지는 않은 경우'라면 지금은 괜찮지만 앞으로 약을 더 세게 쓰거나 녹내장 수술이 필요할 수도 있다고 생각하는 것이 좋습니다.

3부

녹내장은 어떻게 치료하나요?

녹내장 치료의 핵심

일단 녹내장으로 시신경이 손상되면 이를 회복시키기는 어렵습니다. 많은 환자들이 "만약 선생님이 권하는 대로 치료를 잘 하면 녹내장을 고칠 수 있나요?" 하고 물어보지만 아쉽게도 녹내장이 생긴 눈을 원래대로 돌리는 것은 현재로서는 어렵습니다. 따라서 녹내장은 '완치'보다 '관리'라는 관점에서 다루는 것이 현명합니다. 녹내장 치료의 목적은 병이 있기 전 상태로 회복시키는 것이 아니라 현재 상태에서 더 나빠지지 않게 하는 것입니다. 따라서 **녹내장을 가능한 한 초기에 발견하여 최대한 진행을 억제하는 것**이 녹내장 치료의 핵심입니다.

지금까지 알려진 녹내장 진행을 억제하는 가장 효과적인 방법은 **안압을 최대한 낮추는 것**입니다. 안압을 조절하는 가장 안전하고 효과적인 방법은 안압을 낮춰 주는 안약을 꾸준히 눈에 넣는 것입니다. 안약은 안압을 낮춰 줄 뿐만 아니라 시신경을 보호하고 눈의 혈액순환을 도와주는 효과도 있습니다. 안약 한 가지로 치료 효과가 충분하면 제일 좋겠지만 그렇지 않은 경우도 있습니다. 그런 경우에는 여러 가지 안약을 함께 사용하기도 합니다. 보통 세 가지 약까지 함께 사용해 보고 그래도 효과가 충분하지 않거나 부작용 때문에 약을 쓰기 어려우면 레이저치료나 수술을 하게 됩니다.

녹내장 치료의 원칙

녹내장의 치료에 앞서 고려해야 할 사항들은 다음과 같습니다.

1. 언제 치료를 시작할 것인가?
2. 어느 정도까지 안압을 낮출 것인가?
3. 어떤 방법으로 치료를 할 것인가?

'언제 치료를 시작할 것인가?'에 대해서는 다음 세 가지 경우의 수가 있습니다.

1. 진단 즉시 치료를 시작하는 경우
2. 진단 당시에 녹내장 진행의 위험요인이 있으면 치료를 시작하고 그렇지 않으면 일단 치료 없이 지켜보는 경우
3. 일단 치료 없이 지켜보다가 녹내장이 진행되는 경우 치료를 시작하는 경우

만약 진단 당시에 녹내장이 이미 상당히 진행된 상태고 안압이 높다면 누구라도 치료를 바로 시작할 것 입니다. 반면, 녹내장이 있지만 그 정도가 심하지 않고 진행 속도가 매우 느리다면 일단 치료하지 않고 지켜보는 경우도 있습니다. 하지만 실제로는 진행의 여부를 자세히 판단하거나 예측하기가 쉽지 않기 때문에 일단 치료를 시작하는 경우가 많습니다. 또한 아주 초기 녹내장이라도 환자의 연령이 젊거나, 환자 스스로가 녹내장에 대해서 걱정

을 많이 하고 치료를 시작하기 원하거나, 앞으로 녹내장의 진행이 예상되는 여러 위험요인들이 있는 경우에는 치료를 빨리 시작하게 됩니다. 반대로 녹내장의 진행이 빠르지 않고, 환자가 나이가 많은 경우에는 약물치료 자체가 주는 스트레스와 부작용의 가능성을 고려해서 치료 없이 지켜보는 경우도 있습니다. 녹내장의 진행과 관련된 위험요인들은 다음과 같습니다. 즉, 다음의 요인들이 있을 때는 그렇지 않은 경우보다 가급적 일찍, 적극적으로 치료를 시작하게 됩니다.

녹내장의 진행과 관련된 위험요인들

시신경유두 주위에 출혈이 있는 경우, 시신경유두의 함몰이 큰 경우, 안압이 높은 경우, 안압의 변동이 큰 경우, 녹내장의 가족력이 있는 경우, 근시가 있는 경우, 혈액순환과 관련된 질환이 있는 경우, 고혈압이나 당뇨가 있는 경우

일단 치료를 시작하기로 했다면 어느 정도까지 안압을 낮출지를 고려하게 됩니다. 이를 목표안압(target pressure)이라고 합니다. 적절한 목표안압에 대해서는 연구마다 기준이 조금씩 다릅니다. 대체로 치료 전 안압보다 최소 20%에서 30% 이상 안압을 낮추는 것이 좋다고 알려져 있습니다. '초기녹내장치료(Early Manifest Glaucoma Trial)'라는 연구에서 안압이 치료 전 안압을 기준으로 1mmHg 내려갈 때마다 녹내장 진행의 위험이 10%씩 감소한다는 결과를 발표하기도 했습니다. 하지만 이는 전반적인 견해일 뿐, 개개인의 목표안압은 여러 변수의 영향을 받을 수 있습니다. 가

령 똑같은 16mmHg의 안압을 가진 눈이라도 어떤 눈은 더 이상 녹내장이 진행하지 않을 수 있고, 어떤 눈은 녹내장이 계속 진행하여 안압을 더 낮춰야 할 경우도 있습니다. 따라서 목표안압은 일률적인 계산에 의해 정하는 것보다 치료와 반복적인 검사를 통해서 각자의 눈에 맞게 설정해 나가는 것이 바람직합니다.

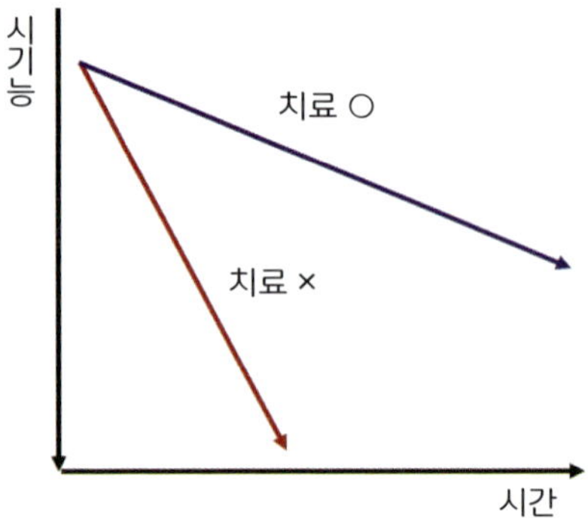

▲ **그림 3-1. 녹내장 환자의 시간에 따른 시기능 저하를 나타는 그림** 적절한 치료를 받는 경우, 그렇지 않은 경우보다 녹내장의 진행에 의한 시기능 저하의 가능성이 줄어듭니다. 그림에서 보듯이 일부는 치료에도 불구하고 진행을 하기도 하지만 그래도 가능한 모든 치료를 시도하는 자세가 중요합니다.

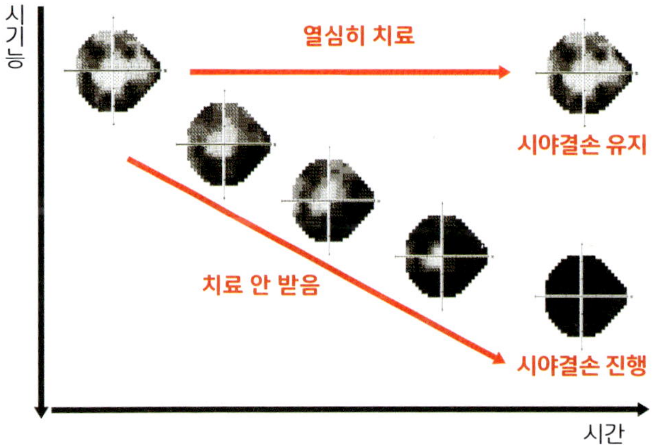

◀ **그림 3-2. 치료에 따라 달라지는 녹내장의 시야결손 상태** 처음 시작 단계에는 비슷한 정도의 시야결손을 가진 녹내장이지만 치료를 어떻게 하느냐에 따라 나중에는 많은 차이가 생깁니다. 열심히 치료받는 경우에는 비슷한 정도의 녹내장을 유지할 수 있지만 그렇지 못하면 점점 더 나빠지게 됩니다.

많은 환자들이 궁금해하는 것이 '과연 치료를 하면 얼마나 녹내장 진행을 억제할 수 있을 것인가?' 하는 것입니다. 이에 대해서는 속 시원히 답변하기 어려운 경우가 많습니다. 아쉽게도 일부의 경우에는 치료에도 불구하고 녹내장이 진행하기도 합니다. 하지만 전체적인 경향으로 봤을 때 그림 3-1과 3-2처럼 치료를 하는 것이 그렇지 않은 경우에 비해 진행될 확률이 줄어듭니다.

약물치료의 원칙

녹내장 치료를 결정하고 나면 '어떤 방법으로 치료를 할 것인가?'를 생각해야 합니다. 일반적으로 약물치료를 가장 먼저 시도하기 때문에 '어떤 약물을 선택할 것인가?'라는 생각을 하게 됩니다. 의학의 발달과 더불어 녹내장 관련 약물들도 많이 개발되었습니다. 사용 가능한 약물이 많고 그 약물들의 조합도 다양하기 때문에 구체적인 약물처방 방법은 의사마다 조금씩 다를 수 있습니다. 하지만 일반적으로 통용되는 약물치료의 원칙에 대해서 간단히 살펴보겠습니다.

녹내장 약은 다양한 종류가 있기 때문에 **여러 약물들 중에서 환자에게 최대의 효과를 내면서 최소의 부작용을 주는 약물을 찾아내는 과정이 필요합니다.** 같은 약이라도 어떤 사람에겐 큰 효과를 보일 수 있지만 또 다른 사람에겐 효과 없이 부작용만 나타낼 수 있습니다. 그렇기 때문에 '자기 몸에 맞는 약을 찾아내는 과정'이 필요한 것입니다.

약물의 효과를 판단하는 과정 중의 하나가 '단안치료'입니다. 이는 양안의 녹내장 치료를 목표로 하고 있는 경우, 먼저 한쪽 눈에만 약을 일정 기간 점안해 보고, 안약 점안 전후의 안압 변화를 안약을 점안하지 않은 반대 눈의 안압과 비교해 보는 것입니다. 안압은 하루 중에도 계속 변하기 때문에 안약 점안 후 생긴 안압의 변화가 정말 약물에 의한 것인지, 원래 있던 안압의 일중변동 때문인지 구분이 애매한 경우가 있습니다. 이때 단안치료가 약물 효과와 일중변동을 감별하는 데 도움을 주게 됩니다. 단안치료를 통해서 약물의 효과가 있다고 판단될 때는 반대 눈에도 안약을 점안하고, 그렇지 않을 경우에는 다른 약으로 바꾸어서 치료를 시도하게 됩니다. 하지만 단안치료를 굳이 하지 않아도 약물의 효과를 판단하는 데 큰 문제가 없다는 연구도 있고, 그렇게 생각하는 안과 의사도 많습니다. 따라서 담당 의사의 생각에 따라서, 눈 상태에 따라 단안치료를 먼저 시도하기도 하고, 양안에 한꺼번에 시작하기도 합니다. 어떻게 하더라도 치료에 큰 영향을 주지는 않습니다.

이상적인 경우는 최소한의 약물, 최소한의 부작용으로 최대한의 효과를 얻는 것입니다. 즉 한 가지 약물만으로 충분한 효과를 낼 수 있다면 가장 좋을 것입니다. 하지만 실제로는 한 가지 약물만으로 충분히 치료가 가능한 경우는 전체 녹내장 환자의 절반이 되지 못합니다. 따라서 만일 한 가지 약물만으로 치료효과가 충분하지 않을 때는 다른 성분을 가진 약물을 추가하여 두 가지나 세 가지 약물을 함께 사용하게 됩니다.

약물의 선택에 있어서 '효과' 못지않게 중요한 것이 바로 '부작용' 입니다. 아무리 효과가 좋은 약물이라도 부작용이 심하다면 사용할 수 없을 것입니다. 정도의 차이는 있지만 많은 녹내장 약물이 점안 후 눈을 따갑게 하거나 충혈되게 하는 경향이 있습니다. 부작용의 가능성을 예측하기 위해서 환자의 나이, 심장병, 호흡기질환(천식, 만성폐쇄성 폐질환), 다른 약물에 대한 과민반응의 병력, 성격 등을 고려하게 됩니다. 아무리 신중하게 판단을 해도 **부작용 발생 가능성은 실제로 사용해 보기 전에는 정확히 알기 어렵기 때문에 일단 어떤 부작용이 발생 가능한지 염두에 두고 우선 조심스럽게 약물을 사용해 보는 것이 좋습니다.** 다행히 대부분의 부작용은 심각하지 않고 약을 중단하면 회복되기 때문에 만약 부작용이 생긴다면 거기에 맞게 대처를 하면 됩니다.

아무리 좋은 약을 처방하더라도 환자 스스로 올바르게 점안을 하지 않는다면 치료의 효과가 떨어지게 됩니다. 실제로 안약점안을 불규칙적으로 하는 경우가 상당히 많습니다. 약물을 얼마나 잘 사용하는가를 '순응도'라고 표현합니다. 특히 사용 중인 약의 개수가 많거나 병에 대해서 잘 모를 때 순응도가 낮게 됩니다. 녹내장 환자들의 약물치료 순응도가 떨어지는 이유는 다음과 같습니다.

녹내장 약물치료의 순응도가 떨어지는 이유

1. 점안시간을 자꾸 잊어버려서

   특히 바쁜 직장생활을 하거나 불규칙적인 생활을 하는 경우 규칙적인 안약 점안이 어려운 경우가 많습니다. 이 경우 시간을 몇 시로 정해 놓고 시계나 핸드폰의 알람을 맞춰 놓거나 식사시간에 맞춰서 식사 전후에 항상 안약을 점안하는 방법이 도움이 됩니다.

2. 안약 사용이 불편해서

   많은 녹내장 약물이 점안 후 어느 정도의 불편함을 유발합니다. 따라서 불편함이 심하지 않다면 참고 사용하기를 권해 드립니다. 다만 그 고통이 심할 때는 담당 의사와 상의 후 다른 약물로 바꿔 가면서 자신의 눈에 가장 잘 맞는 약물을 찾아보는 것이 좋습니다.

3. 약을 넣어도 가시적인 변화가 없어서

녹내장은 짧은 기간에 호전되거나 악화되는 병이 아닙니다. 또한 '완치'를 목표로 하는 병이 아니고 악화를 막기 위해 '관리'하는 병이기 때문에 때로는 치료가 답답하게 느껴질 수 있습니다. 일부 성격이 급한 사람은 '안약을 넣어도 변화가 없다'는 이유로 약물치료에 회의를 느끼고 여러 병원을 찾아다니며 약물을 수시로 바꾸거나 스스로 치료를 포기하기도 합니다. 하지만 결국은 조급하게 생각하는 사람보다 느긋하게 꾸준히 치료하는 사람이 장기적인 치료결과가 좋습니다.

실제로 415명의 환자를 대상으로 녹내장 안약을 제대로 사용하기 어려운 이유를 조사했더니 '깜빡 잊어버려서'가 80.5%로 가장 많았고, '바빠서'가 18.4%, '약물 부작용 때문에'가 1.1%의 순이었습니다. 대부분의 경우 조금 더 신경을 쓴다면 더 잘 사용할 수 있다는 뜻입니다.

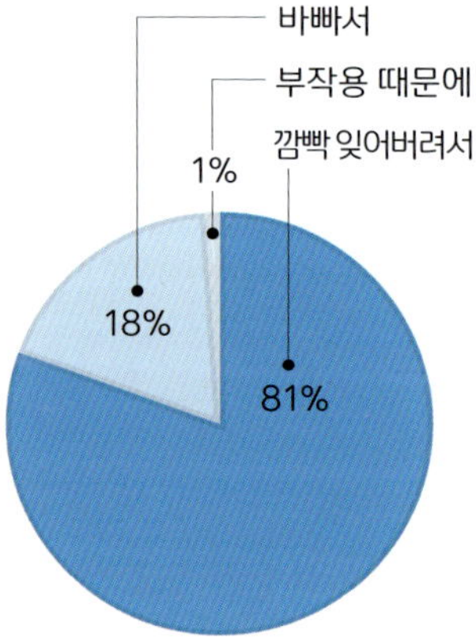

그림 3-3. 녹내장 안약을 제대로 사용하지 못하는 이유
'깜빡 잊어버려서'가 가장 많습니다.

녹내장 약물치료를 위해서 가장 먼저 안약의 올바른 점안 방법부터 잘 알아야 합니다.

안약 점안의 올바른 방법

1. 안약 점안 전에 손을 씻는 것이 좋습니다.

2. 점안 전에 안약이 자신이 사용하는 약이 맞는지 확인을 해야 합니다. 간혹 다른 가족의 안약이나, 본인이 예전에 사용하던 안약, 심지어는 안약과 비슷하게 생긴 용기(렌즈 세척액, 접착제, 염색약 등)에 담긴 액체를 실수로 점안하는 경우도 있습니다.

3. 고개를 위로 하고 한 손으로 아래 눈꺼풀을 아래로 당깁니다. 아래 눈꺼풀을 당기면 눈의 하얀동자(결막)와 아래 눈꺼풀 사이에 움푹 파인 공간(결막낭)이 생기게 됩니다.

4. 시선을 위로 하여 최대한 결막이 노출되게 해서 결막낭에 안약을 점안합니다. 안약병이 눈에 직접 닿지 않게 눈과 안약병 사이에 적절한 거리를 유지하는 것이 좋습니다. 처음에는 조준이 제대로 되지 않아 눈 밖에 점안하는 경우도 많지만 어느 정도 시간이 흐르면 나름대로의 요령이 생기게 됩니다. 혹시 혼자 점안하기 어려우면 주위 사람의 도움을 받는 것도 좋은 방법입니다.

5. 약물은 한 방울 만으로도 충분합니다. 결막낭이 약물을 수용할 수 있는 공간은 최대 30㎕ 정도입니다. 대부분의 안약 한 방울은 이보다 부피가 크기 때문에 여러 방울을 넣더라도 나머지는 눈 밖으로 흘러나오게 됩니다. 눈 밖으로 흘러나온 안약은 화장지로 가볍게 톡톡 누르듯이 닦아내는 것이 좋습니다(비비듯이 닦는 것은 좋지 않습니다).

6. 안약을 점안한 뒤에는 5분 정도 눈을 감고 있는 것이 도움이 됩니다. 안약 점안 후 눈을 깜빡이게 되면 눈물의 순환이 촉진되어 아까운 약물들이 눈 밖으로 빨리 빠져나가 버립니다. 안약 점안 후 눈을 감은 채로 눈과 코 사이의 공간을 손가락으로 누르게 되면 약물이 눈에 더 오래 머무르게 되어 치료 효과에 도움이 되고 약물의 전신흡수에 의한 부작용도 줄일 수 있습니다.

7. 여러 가지 약물을 점안할 때에는 약물 점안 사이의 간격을 5분 이상 두기 바랍니다. 이때 안약의 점안 순서는 큰 영향을 주지 않습니다. 하지만 현탁액 성분의 안약이나 안연고와 함께 쓰게 되는 경우에는 현탁액이나 연고를 마지막에 점안하는 것이 좋습니다.

8. 콘택트렌즈를 사용하는 경우, 약물 점안 전후로 10분 이상 렌즈를 빼기 바랍니다. 렌즈를 착용한 상태에서 안약을 점안하게 되면 렌즈가 안약의 분포에 영향을 줄 수 있고, 안약에 함유된 화학물질이 렌즈를 손상시킬 수도 있습니다.

9. 혹시 안약 점안을 깜빡 잊어버렸을 경우, 그 때라도 사용하면 됩니다. 예를 들어 보통 저녁 7시에 안약을 썼는데 그날 저녁에 일이 있어서 깜빡 잊어버린 경우 밤 9시라도 사용하면 됩니다. 몇 시간 정도 시간 차이 나는 것은 큰 지장이 없습니다. 식사랑 비슷하다고 생각하면 됩니다. 매일 식사 시간이 조금씩 차이날 수 있고, 혹시 일이 있어서 식사 시간에 못 먹는다면 나중에라도 챙겨서 먹는 것이 굶는 것보다는 나은 것과 같은 상황입니다. 가끔 규칙적으로 사용하기 어렵다면 차라리 사용하지

않는 것이 낫다고 생각하는 사람도 있는데 최대한 사용할 수 있는 만큼이라도 사용하는 것이 더 좋습니다. 밥을 규칙적으로 먹기 어렵더라도 가급적 챙겨 먹는 것이 나을지 아예 굶을지 생각해 보면 됩니다.

10. 약물을 계속 사용하면 약에 중독될까 봐 걱정하는 경우도 있는데 그런 걱정할 필요 없습니다. 이 또한 밥에 비유해 본다면 우리가 밥을 항상 먹는 것이 그렇게 하는 것이 건강에 좋기 때문이지 밥에 중독되었기 때문은 아닌 것과 같은 상황입니다.

11. 안약 점안은 식사시간과 비슷하게 생각하면 사용하기 편리합니다. 예를 들어 하루 두 번 사용하는 약은 아침 식사시간, 저녁 식사시간 비슷하게 사용하면 되고, 하루 세 번 사용하는 약은 아침, 점심, 저녁 식사시간에 맞게 사용하면 됩니다. 꼭 8시간, 12시간 간격에 맞출 필요 없습니다. 밤에 사용하는 약은 저녁 시간에만 사용하면 됩니다. 굳이 자기 직전에 사용하거나 약을 쓰고 꼭 자야 하는 것은 아닙니다.

12. 가끔은 병원에 오기 전에 일부러 약을 중단하고 방문하는 경우도 있습니다. 처음 약을 사용하기 전에 약 중단 상태의 안압을 파악하는 것이 도움이 되기도 하지만 일단 약물치료를 시작한 상황에서는 약을 잘 쓰고 있는 상황에서의 눈 상태를 보는 것이 좋습니다. 반대로 평소에는 약을 잘 안 쓰다가 병원에 오기 전에만 약을 열심히 쓰는 경우도 있습니다. 그렇게라도 약을 쓰는 것이 안 쓰는 것보다는 좋겠지만 가급적 평소에도 꾸준히 쓰는 것이 좋겠습니다.

일단 눈에 점안된 안약은 크게 다음 네 가지의 경로를 거치게 됩니다.

점안된 안약이 거치는 경로

1. 각막을 통해 눈 속으로 흡수
2. 결막과 공막을 통해 눈 속으로 흡수
3. 눈물점과 눈물소관을 통해 코로 빠져나감
4. 점안과 동시에 눈 밖으로 흘러 나감

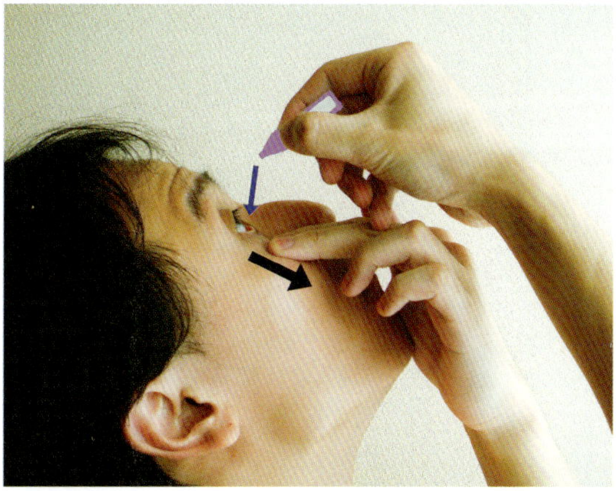

▶그림 3-4. 안약을 점안하는 방법 한쪽 손으로 검은색 화살표 방향으로 아래눈꺼풀을 당겨 벌어진 공간(결막낭)에 안약을 한 방울 점안합니다. 가능하면 약물이 검은 동자에 직접 닿는 것은 피하는 것이 좋습니다. 안약용기의 끝부분이 눈에 닿지 않게 조심합니다.

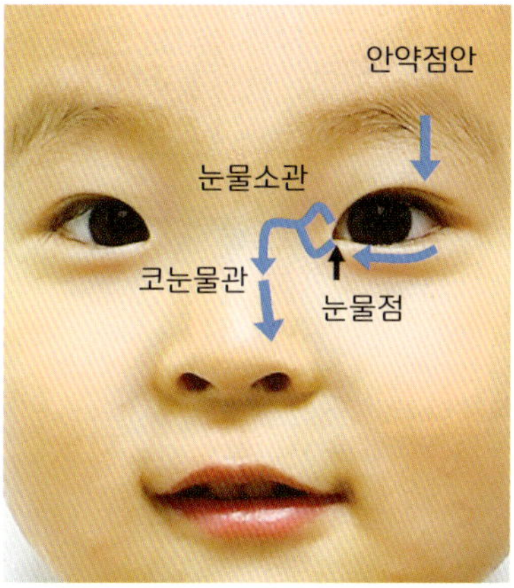

그림 3-5. 눈에 점안된 안약이 배출되는 경로 안약의 일부는 눈 속으로 흡수되고 일부는 눈물점을 통해 눈물소관으로 들어가 눈물주머니, 코눈물관을 지나 목으로 넘어가게 됩니다.

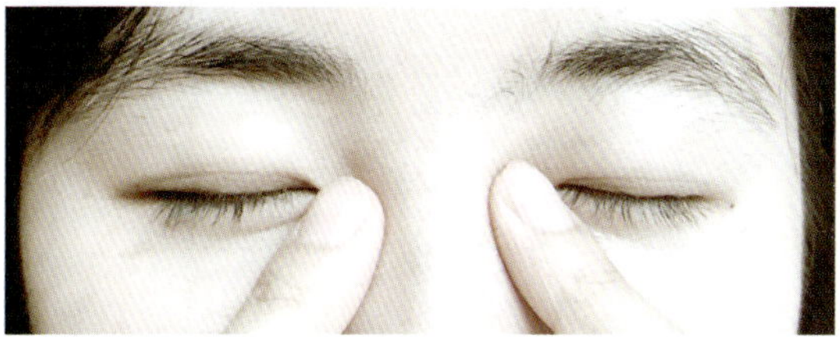

그림 3-6. 안약을 점안하고 나면 약물의 효과를 높이고 부작용의 가능성을 줄이기 위해 눈을 감고 눈과 코 사이를 손가락으로 5분 정도 눌러 줍니다.

이 중 각막이나 결막/공막을 통한 흡수가 가장 효과적입니다. 눈물점과 눈물소관을 통한 배출과 눈 밖으로의 배출은 가능한 줄이는 것이 좋습니다. 특히 눈물점과 눈물소관을 통해 안약이 코로 넘어가면 코의 점막이나 목구멍의 점막을 통해 전신으로 흡수될 수 있어서 의도하지 않은 전신합병증이 나타날 수 있습니다. 또한 눈 밖으로 흘러나온 약물에 의해 눈 주위 피부에 부작용이 나타날 수 있습니다. 따라서 약물이 코로 빠져나가는 것을 최소화하기 위해 안약 점안 후 5분 정도 눈을 감은 채로 눈물점과 눈물소관 부위를 손가락으로 눌러 주는 것이 도움이 됩니다. 이 방법이 어려우면 눈을 깜빡이지 말고 감고 있는 것이 도움이 됩니다. 눈 주위로 흘러나온 안약은 비비지 말고 화장지로 살짝 누르듯이 닦아 내면 됩니다.

대부분의 녹내장 약물의 이름이 익숙한 한글이 아니라 환자가 자신이 사용하고 있는 약의 이름을 잘 모르고 있는 경우가 많습니다. 다행히도 안약은 용기의 모양이나 뚜껑의 색이 다양하기 때문에 최소한 자신이 사용하고 있는 안약의 모양(둥근 모양, 납작한 모양, 사각형)과 뚜껑의 색(흰색, 노란색, 초록색, 빨간색, 보라색 등)은 알고 있어야 합니다. 특히 다른 병원에서 이미 녹내장 안약을 사용하고 있는 경우, 사용 중인 약에 대한 정보가 향후 치료 방향의 결정에 많은 도움이 됩니다. 핸드폰으로 사용 중인 약이나 처방전의 사진을 찍어 두는 것도 좋은 방법입니다.

안약은 용법대로 점안하는 것이 좋습니다. 하루에 한 번 넣는 안약을 두 번 넣는다고 효과가 두 배로 늘어나지는 않습니다. 일부 안약의 경우 하루에 두 번 넣는 것이 한 번 넣는 것보다 오히려 효과가 떨어진다는 연구 결과도 있습니다. 녹내장을 치료할 때는 과유불급(過猶不及)이라는 말을 항상 명심해야 합니다. 일부 약의 경우 냉장보관이 필요한 경우가 있습니다. 이 경우 가급적 냉장보관을 하는 것이 좋지만 부득이한 경우 직사광선을 피해서 가능한 서늘한 곳에 보관해도 괜찮습니다. 자세한 내용은 각 약물의 정보에 나와 있는 적정 보관 온도를 참고하면 됩니다.

의외로 많은 환자들이 안약을 가족과 함께 나누어 쓰기도 합니다만 안약은 다른 사람과 함께 사용할 경우 감염의 가능성이 있습니다. 실제로 눈병 걸린 사람이 가족들과 안약을 함께 사용해서 온 가족이 눈병에 걸리는 경우도 봅니다. 때로는 다른 사람의 축동제나 산동제를 잘 못 점안하여 문제가 생기는 경우도 있습니다.

대부분의 안약은 약병에 유통기한이 표시되어 있습니다. 대부분 몇 달 이상의 충분한 여유가 있기 때문에 개봉하지 않은 약은 보관했다 써도 괜찮습니다. 하지만 일단 개봉한 약은 가급적 한 달 이내에 사용하는 것이 좋습니다. 개봉 후 오랜 시간이 지나게 되면 미생물들이 증식하여 감염의 가능성이 높아지고 약물 자체의 화학적 변화에 의해 효과도 떨어지게 됩니다.

일단 약물치료를 시작하게 되면 꾸준히(평생) 점안한다는 생각으로 멀리 내다보고 치료에 임하는 것이 좋습니다. 미래에는 줄기세포를 이용한 치료나 유전자 치료, 인공장치 이식 등의 새로운 치료로 녹내장의 완치가 가능해질지도 모르지만 아직은 한 번 발생한 녹내장을 없애기 어렵습니다. 녹내장은 '완치'보다 '관리'의 개념으로 장기적으로, 꾸준히 다루어야 한다는 것을 언제나 명심해야 합니다.

현재 사용 중인 약물들

녹내장의 치료를 위해서 현재 사용 중인 약물은 크게 세 가지 효과를 나타냅니다.

녹내장 치료 약물의 효과

1. 안압을 낮추는 효과
2. 시신경으로의 혈액순환을 개선시키는 효과
3. 시신경을 보호하는 효과

1. 안압을 낮추는 약물들

안압에 영향을 주는 중요한 요소가 방수와 유리체이기 때문에 이 두 가지의 부피를 줄이는 것이 안압을 낮추는 데에 효과가 있습니다. 안구라는 일정한 부피를 가지는 공간 내에서 어떤 액체 성분의 부피를 줄이기 위해서는 그 액체가 만들어지는 것(생성)을 줄이거나 밖으로 나가는 것(유출)을 증가시키면 됩니다. 따라서 안압을 낮추는 약물들은 그 기전에 따라 크게 세 가지로 나누어서 생각해 볼 수 있습니다.

가. 방수의 생성을 감소시키는 약물

주로 자율신경계에 작용하는 약물들(알파2 작용제, 베타 차단제)과 탄산탈수효소 억제제(점안용 및 경구용)가 방수의 생성을 억제하여 안압을 낮추어 줍니다.

나. 방수의 유출을 증가시키는 약물

안구에서 방수가 유출되는 주된 경로는 크게 섬유주를 통한 경로와 포도막-공막을 통한 경로가 있습니다. 섬유주를 통한 방수 유출을 증가시키는 약물에는 에피네프린(epinephrine), 필로카르핀(pilocarpine)이 있고 포도막-공막을 통한 방수 유출을 증가시키는 약물로는 알파 작용제, 프로스타글란딘(prostaglandin) 계열의 약물들이 있습니다.

다. 유리체의 부피를 줄이는 약물

대표적인 약물이 정맥주사용으로 사용되는 만니톨(mannitol)입니다. 또는 글리세롤(glycerol)이라는 액체 성분의 약을 마시기도 합니다. 이와 같은 치료제들은 몸 전체에 작용해서 안압을 낮추기 때문에 전신 합병증에 주의해야 합니다. 따라서 이 부류의 약물들은 주로 1) 안압이 많이 높아 안압의 신속한 하강이 필요한 상황이나 2) 다른 약물들로 안압이 조절이 되지 않는 경우, 또는 3) 안과 수술 전 안압을 낮추기 위한 목적으로 일시적으로 사용하게 됩니다.

이상의 약물을 기전과 성분에 따라 정리하면 다음과 같습니다.

안압을 낮추는 약물들(기전에 따른 분류)

가. 방수의 생성을 감소시키는 약물

① 알파2 작용제: 알파간, 콤비간(알파와 베타 복합 작용), 브리딘(알파와 베타 복합 작용), 심브린자(알파와 탄산탈수효소 억제 복합 작용)

② 베타 차단제: 미케란, 베톱틱, 티몹틱, 칼테, 리스몬, 코솝(베타 및 탄

산탈수효소 억제 복합 작용), 엘라좁(베타 및 탄산탈수효소 억제 복합 작용), 하이파딜(베타와 알파 복합 작용)

③ 탄산탈수효소 억제제: 코솝, 트루솝, 엘라좁, 아좁트, 경구용 약물(다이아목스, 아세타졸, 메조민)

나. 방수의 유출을 증가시키는 약물

① 에피네프린

② 필로카르핀: 이솝토카르핀, 오큐카르핀

③ 프로스타글란딘: 레스큘라, 루미간, 잘라탄, 잘로스트, 라타로, 트라바탄, 이즈바, 타플로탄, 잘라콤(프로스타글란딘과 베타 복합 작용), 듀오트라브(프로스타글란딘과 베타 복합 작용), 타프콤(프로스타글란딘과 베타 복합 작용)

다. 유리체의 부피를 줄이는 약물: 만니톨, 글리세롤

안압을 낮추는 약물들(성분에 따른 분류)

1) 알파2 작용제: 방수의 생성 감소 및 포도막-공막을 통한 방수 유출 증가
2) 베타 차단제: 방수의 생성 감소
3) 탄산탈수효소 억제제: 방수의 생성 감소
4) 에피네프린: 섬유주를 통한 방수 유출 증가
5) 필로카르핀: 섬유주를 통한 방수 유출 증가
6) 프로스타글란딘: 포도막-공막을 통한 방수 유출 증가
7) Rho kinase 억제제: 섬유주를 통한 방수 유출 증가
8) 만니톨, 글리세롤: 유리체의 부피를 줄임

2. 시신경 혈액순환을 개선시키는 약물들

녹내장(특히 정상안압녹내장)의 중요한 발생기전 중 하나가 시신경의 혈액순환 장애라는 점을 감안한다면 시신경 혈액순환 개선은 녹내장의 치료에 도움이 될 것입니다. 아직 그 효과에 대해서 논란의 여지가 있지만 시신경 혈류개선의 가능성이 있는 것으로 보고된 약물들로는 프로스타글란딘, 선택적 베타 차단제, 탄산탈수효소 억제제, 칼슘채널 차단제, 은행나무 추출 성분이 있습니다.

3. 시신경을 보호하는 약물들

안압의 상승이나 그 외의 여러 요인에 의해 시신경의 손상이 생겼을 때 손상된 세포들에 의해서 분비된 물질이나 신호전달체계에 의해 주위 세포들이 이차적으로 손상을 받는 것으로 알려져 있습니다. 이러한 이차적인 신경세포의 손상을 막는 것을 신경보호(neuroprotection)라고 합니다. 따라서 신경보호를 강화할 수 있다면 녹내장에 의한 신경세포들의 손상을 줄일 수 있을 것입니다. 신경보호에 도움이 되는 약물들을 개발하기 위해 많은 연구들이 현재 진행 중입니다. 아직 효과가 확실히 입증된 것은 아니지만 글루타메이트(glutamate) 억제제, 칼슘채널 차단제, 산화질소(NO) 생성 억제제, 열충격 단백질(HSP, heat shock protein), 은행나무 추출 성분 등의 물질들이 신경보호의 기능을 할 것으로 기대하고 있습니다.

약물치료와 관련된 합병증 및 주의사항

1. 눈의 합병증

정도의 차이가 있지만 일반적으로 녹내장 약물들은 점안할 때 따가운 느낌과 결막의 충혈을 유발하는 경우가 많습니다. 이는 약효를 나타내는 화학성분 자체에 의한 것일 수도 있고, 화학성분의 보존을 위해 첨가한 보존제에 의한 것일 수도 있습니다. 대부분의 경우, 불편함의 정도가 심하지 않고, 시간이 지나면 적응하는 경우가 많습니다. 하지만 따가움과 충혈이 너무 불편해서 약물을 다른 종류로 바꾸게 되거나 약물치료를 못 하게 되는 경우도 있습니다. 보존제의 의한 불편함을 덜기 위해 보존제가 함유되지 않은 녹내장 약물을 사용하는 것도 방법입니다.

안약을 점안하고 눈 밖으로 흘러나온 약물이 피부에 염증 반응을 일으키기도 합니다. 이 경우, 피부에 염증을 조절해 주는 연고를 바르고 피부에 안약이 닿지 않게 조심하면서 안약을 계속 사용하기도 하고 안약을 중단하거나 변경하기도 합니다. 눈 주위 피부의 염증을 예방하기 위해서 안약 점안 후 눈 밖으로 흘러나오는 약물을 바로 닦아 내는 것이 도움이 됩니다.

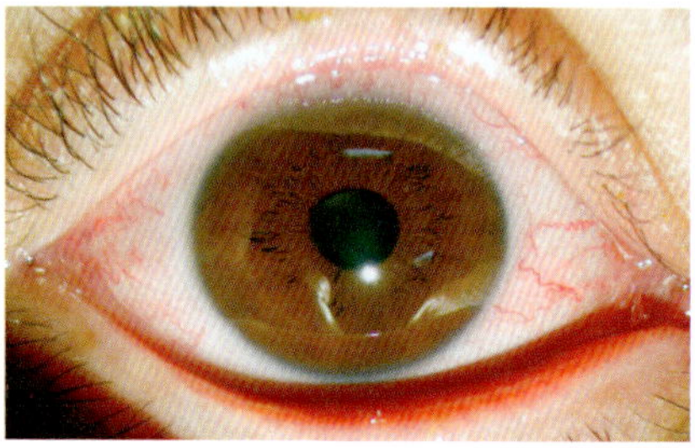

그림 3-7. 녹내장 약물 점안 후 생긴 결막의 충혈 결막의 혈관들이 확장되어 눈이 충혈되어 보입니다. 이 정도면 충혈이 매우 심한 편이고 대부분은 약물치료를 중단할 정도로 심하지 않고, 약을 중단하면 원래대로 돌아옵니다.

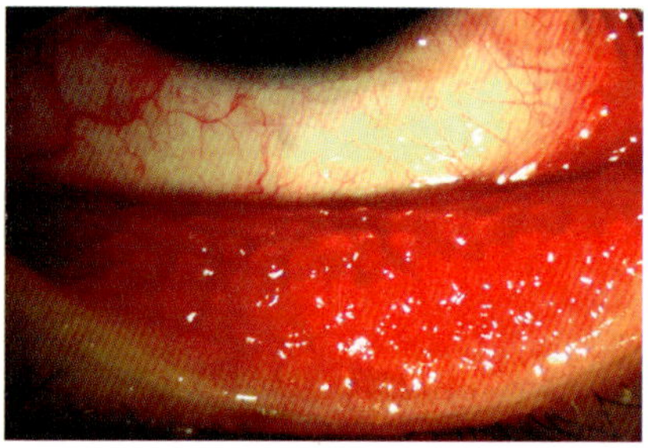

그림 3-8. 녹내장 약물 점안 후 생긴 알레르기 결막염 아래눈꺼풀을 뒤집어 봤더니 알레르기 반응 때문에 표면이 자갈길처럼 불퉁불퉁하게 변해 있습니다. 특히 알파 작용제가 이런 알레르기 반응을 유발해서 충혈되고 가려운 증상을 나타내는데, 심하지 않으면 알레르기 반응을 억제해 주는 안약을 함께 쓰면서 지켜보고 심하면 약물을 중단하거나 변경하게 됩니다.

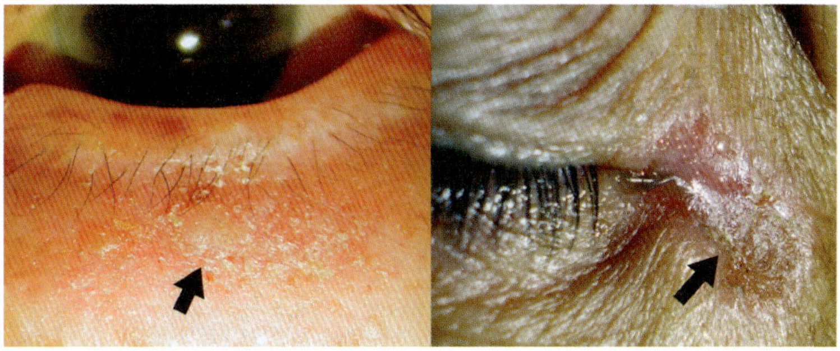

그림 3-9. 녹내장 약물 점안 후 발생한 눈 주위 피부의 염증 눈꺼풀의 아래쪽(왼쪽 그림 검은색 화살표)과 코쪽(오른쪽 그림 검은색 화살표) 피부에 이상소견이 보입니다.

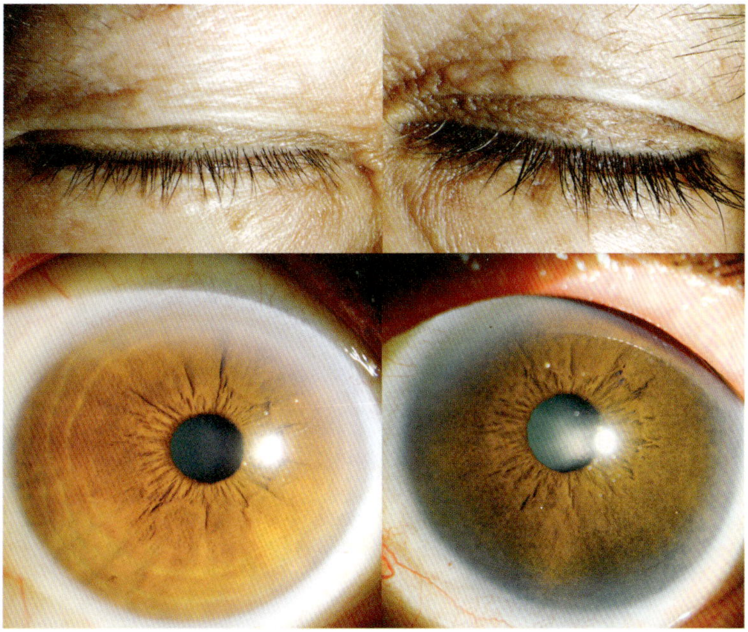

그림 3-10. 같은 사람의 한쪽 눈(오른쪽 그림)만 프로스타글란딘 안약을 사용한 후에 나타난 변화 안약을 사용하지 않은 눈(왼쪽 그림)에 비해서 속눈썹이 길어지고(위 그림) 홍채의 색이 더 진해졌습니다(아래 그림). 홍채의 색 변화는 시력에 전혀 영향이 없는 것이라 그냥 둬도 괜찮습니다. 속눈썹의 경우 느낌이 불편하다고 하는 경우도 있고, 더 좋아하는 경우도 있어서 상황에 따라 대처하면 됩니다. 실제로 미용목적으로 속눈썹을 더 길게 하려고 속눈썹에 바르는 약이 나왔는데 그 성분이 바로 프로스타글란딘입니다. 속눈썹 변화는 약을 중단하면 다시 원래대로 돌아옵니다.

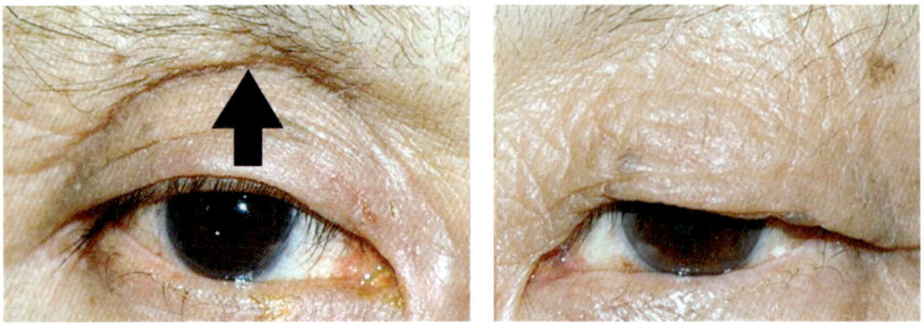

그림 3-11. 같은 사람의 한쪽 눈(왼쪽 그림)만 프로스타글란딘 안약 사용 후 생긴 눈꺼풀 변화 프로스타글란딘 성분은 눈꺼풀의 지방을 녹이는 효과가 있어서 눈꺼풀이 안으로 꺼져 보이게 할 수 있습니다. 프로스타글란딘 성분을 사용한 눈(왼쪽 그림 검은색 화살표)이 반대 눈(오늘쪽 그림)에 비해서 눈꺼풀이 꺼져 있습니다. 이 정도면 심하게 나타난 편이고 대부분은 크게 표시가 나지 않습니다. 이런 변화가 생기면 눈이 쑥 들어가서 아파보여서 싫다고 하는 경우도 있고, 쌍꺼풀이 더 진해지고 눈꺼풀이 올라가서 더 좋아하는 경우도 있습니다. 따라서 환자의 선호도에 따라 약을 계속 사용할지 중단하거나 변경할지 결정하면 됩니다. 이 현상도 역시 약물을 중단하면 원래대로 돌아옵니다.

프로스타글란딘 성분의 약물은 눈과 주위 피부에 색소침착을 유발할 수 있습니다. 이는 프로스타글란딘이 멜라닌이라는 색소를 함유하고 있는 세포의 대사과정에 영향을 주기 때문이라고 알려져 있습니다. 또한 프로스타글란딘은 피부에 있는 모발의 성장에도 영향을 줘서 속눈썹이 많이 자라게 하는 경우도 있습니다. 이러한 합병증들 역시 대부분의 경우, 약물을 중단하면 호전되며 눈 주위 약물을 닦아 내는 것으로 발생 가능성을 줄일 수 있습니다.

그 외에도 녹내장 약물들은 각막의 상피나 내피에 영향을 주기도 하고, 황반부종, 포도막염 등의 합병증을 유발할 수 있다고 알려져 있습니다.

이러한 부작용이 생길지 안 생길지 미리 알 수 있다면 가장 좋겠

그림 3-12. 녹내장 약물 사용 후 각막 표면에 상처가 생긴 모습(왼쪽 그림 하얀 화살표)
각막 표면이 까지면 눈에 뭔가 들어 있는 느낌이 나고 심하면 아프기도 합니다. 녹내장 치료 성분 자체에 의한 현상일 수도 있고, 안약에 포함된 보존제에 의한 것일 수도 있습니다. 이런 현상은 녹내장 약물뿐만 아니라 다른 안약에서도 흔하게 볼 수 있습니다. 우선 쉽게 해볼 수 있는 방법은 같은 성분의 보존제가 없는 약으로 바꿔보는 것입니다. 보존제가 없는 약으로 변경 후 각막 표면에 있던 상처가 사라진 모습을 볼 수 있습니다(오른쪽 그림).

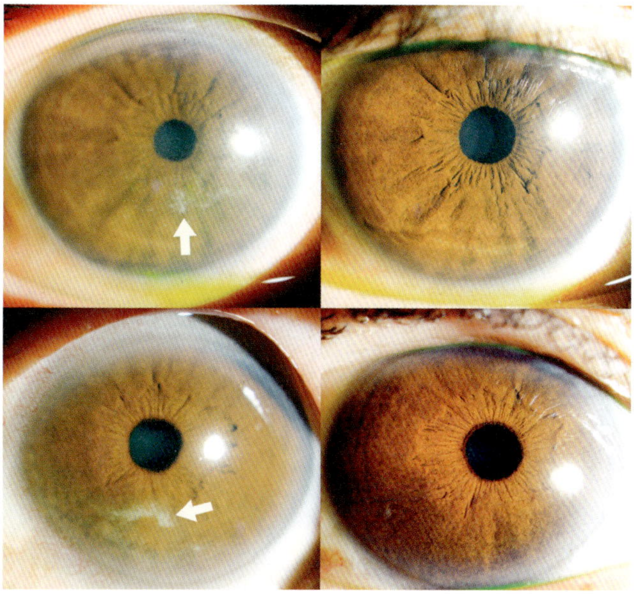

지만 아직은 그것을 미리 알 수 있는 방법이 없습니다. 같은 약을 써도 누구는 '시원하고 좋다'고 하고 또 누군가는 '너무 따가워서 도저히 못 쓰겠다'고 하기 때문에 우선은 발생 가능한 부작용을 알고 일단 써 보는 것이 가장 현실적인 방법입니다. 다행히 대부분의 부작용은 심각하지 않고, 약을 중단하면 원래대로 돌아오기 때문에 부작용을 너무 부담스러워할 필요 없습니다.

2. 전신적인 합병증

앞서 살펴본 눈과 관련된 합병증들은 대부분 원인 약물을 끊거나 치료 약제를 함께 사용하여 조절 가능한 것들입니다. 하지만 전신적인 합병증의 경우 후유증을 남길 수 있기 때문에 주의가 필요합니다.

전신적인 합병증과 관련된 가장 중요한 성분은 베타 차단제입니다. 베타 차단제를 점안할 경우 눈에 있는 베타 수용체들에 작용하여 안압을 내리는 효과를 나타내게 되지만 일부는 전신으로 흡수되어 눈 밖에 있는 베타 수용체들에 작용을 하게 됩니다. 심장에 있는 베타 수용체는 심장의 박동을 조절하는 역할을 하고, 폐에 있는 베타 수용체는 기관지의 직경을 유지하는 역할을 합니다. 따라서 심장에 있는 베타 수용체가 차단될 경우 심장 박동이 약해지거나 부정맥이 생길 수 있고, 폐에 있는 베타 수용체가 차단될 경우 기관지가 좁아져서 천식이나 만성폐쇄성호흡기질환(COPD, chronic obstructive pulmonary disease)이 악화될 수 있습니다. 따라서 **심장병(심부전, 부정맥)이나 폐질환(천식, 만성폐쇄성호흡기질환)을 가진 사람에게 녹내장 약물을 처방할 때는 합병증의 발생 가능성을 언제나 고려하게 됩니다**. 심장이나 폐에 문제가 있다고 베타 차단제를 무조건 피해야하는 것은 아닙니다. 실제로 안약으로 사용해서 심장이나 폐에 전달되는 약물의 양은 매우 적기 때문에 큰 영향 없는 경우도 있고, 안약 점안 후 코와 눈 사이를 잘 눌러 주면 괜찮은 경우도 많습니다. 물론 심장이나 폐에 이상이 없는 경우는 베타 차단제의 사용에 큰 문제가 없습니다.

알파2 작용제도 전신적인 부작용을 유발할 수 있습니다. 특히 입과 코가 마르는 듯한 느낌이 생길 수 있습니다. 또한 알파2 작용제와 베타 차단제의 일부 약물들은 기름 성분에 친화성을 가지고 있어 뇌에 있는 수용체에 작용하여 피곤함과 졸림을 유발하기도 합니다. 따라서 녹내장 약물 점안 후 심하게 졸리거나 정신이 몽롱해질 경우, 담당 의사와 상의 후 해당 약물을 조절하는 것이 좋습니다.

안약과 달리 먹는 약물(탄산탈수효소 억제제)이나 주사제(만니톨)의 경우, 전신적인 합병증의 가능성이 더 높아집니다. 탄산탈수효소 억제제는 눈에 작용하여 방수의 생산을 줄이기도 하지만 콩팥에 작용하여 전해질 대사와 산염기평형에도 영향을 주게 됩니다. 탄산탈수효소와 관련된 가장 흔한 합병증은 손과 발, 얼굴의 저리는 듯한 느낌입니다. 이는 몸 속의 전해질 이상에 의한 것으로 대부분 약물을 끊으면 회복이 됩니다. 또한 드물지만 빈혈이나 스티븐존슨 증후군(Stevens-Johnson syndrome)과 같은 심각한 합병증을 유발하기도 합니다. 스티븐존슨 증후군은 온 몸의 피부가 벗겨지고 물집이 생기는 질환으로 심각할 경우 사망에까지 이르게 하는 합병증입니다. 따라서 **탄산탈수효소 억제제 복용 중 피부에 이상이 생길 경우, 즉시 약물 복용을 중단하고 담당 의사와 상의해야 합니다.** 만니톨의 경우, 체액의 전해질과 콩팥 기능에 영향을 줄 수 있기 때문에 콩팥 기능이 좋지 않은 경우 주의해서 사용해야 합니다.

산모와 어린이의 녹내장 치료

산모의 경우 녹내장 약물이 태아에 나쁜 영향을 줄 수 있고, 어린이의 경우 적은 용량으로도 어른보다 심한 합병증이 생길 수 있기 때문에 산모와 어린이의 녹내장 치료는 아주 조심스럽습니다. 특히 탄산탈수효소 억제제를 산모에게 먹는 약으로 사용할 경우, 태아의 기형을 유발할 수 있다고 알려져 있습니다. 따라서 임신 중이거나 임신을 계획 중인 가임기 여성 녹내장 환자의 경우, **임신과 관련된 사항을 미리 담당 의사와 상의할 필요가 있습니다.**

일반적으로 임신을 하게 되면 임신 전보다 안압이 내려가는 것으로 알려져 있기 때문에 안압이 높지 않고, 녹내장의 진행이 빠르지 않을 경우, 출산과 수유 기간에 녹내장 약물치료를 일시적으로 중단하는 경우가 많습니다. 그렇지 않은 경우에는 약물 대신 레이저치료로 임신 기간 동안 안압하강 효과를 지속할 수 있고, 경우에 따라서는 수술치료를 임신 전에 미리 시행하는 경우도 있습니다. 약물치료를 반드시 지속해야 하는 경우에는 최소한의 약물을 사용하며 약물이 전신으로 흡수되지 않도록 눈과 코 사이 누르기를 함께 합니다. 대부분의 녹내장 약물은 미국 식품의약국(FDA) 분류의 B와 C에 해당됩니다. 이는 동물실험에서는 유해의 가능성이 일부 알려졌지만 아직 사람을 대상으로 한 연구결과는 충분치 않은 상태입니다.

그렇다면 아직 임신 상태는 아니지만 임신을 계획하고 있다면 어떻게 하면 좋을까요? 정해진 답은 없지만 대부분의 경우 우선은 사용 중이던 녹내장 약물을 계속 쓰다가 임신이 확인되면 담당 의사와 상의해서 향후 대책을 세우게 됩니다. 일단 임신이 확인되면 약물을 줄이거나 중단해 보고 안압이 많이 높지 않으면 그 상태로 계속 지켜보고 안압이 높으면 다른 방법을 생각해 보게 됩니다.

수유를 하고 있는 녹내장 환자의 경우, 점안한 약물이 모유를 통해서 아기에게 전달되는 양이 많지는 않은 것으로 알려져 있습니다. 녹내장 안약을 계속 점안하고 있는 여성의 모유에서 약물의 농도를 측정한 결과 극소량이 검출되었기 때문에 건강한 아기라면 모유수유를 통한 합병증의 가능성이 높지 않을 것이라는 연구 결과도 있습니다. 하지만 호흡기나 심장에 문제가 있는 아기들의 경우 합병증 발생의 가능성을 염두에 두어야 합니다.

어린이들에게 발생하는 녹내장은 수술치료가 필요한 경우가 많지만 약물치료가 필요한 때도 있습니다. 어린이들의 경우 녹내장 약을 꾸준히 점안하는 것이 환자 본인과 보호자 모두에게 상당히 어려운 일이며 약물치료에 따르는 부작용의 가능성도 성인보다 높기 때문에 상당한 주의를 요합니다. 특히 심장이나 호흡

요약 산모와 어린이는 녹내장 약물치료 시 부작용에 대한 주의가 필요합니다. 특히 임신을 계획하고 있는 녹내장 환자는 담당 의사와의 상담을 통한 약물의 조절이 필요합니다.

기에 문제가 있는 경우 전신적인 부작용의 가능성이 더 높아집니다. 어린이에게 사용할 수 있는 약물들로는 베타 차단제, 탄산탈수효소 억제제, 프로스타글란딘 등이 있습니다. 알파2 작용제 중 일부는 어린이들에게 무호흡증, 저체온증, 서맥과 같은 심각한 합병증을 유발한 증례들이 보고된 바 있어 잘 사용하지 않습니다.

레이저치료

레이저치료는 안과의 여러 분야에서 유용하게 사용되고 있습니다. 안과에서 사용하는 레이저는 아르곤레이저, 다이오드레이저, 색소레이저, 야그레이저 등 여러 종류가 있습니다. 또한 각각의 레이저의 세기와 크기, 시간 등을 적절히 조절할 수 있습니다. 따라서 여러 레이저를 잘 활용한다면 다양한 상황에 도움이 됩니다.

녹내장에서 사용하는 레이저는 홍채에 구멍을 내거나, 수술 후 봉합사를 끊어 주거나, 주변부 홍채의 모양을 변화시키거나, 섬유주 조직의 변화를 유발하거나, 모양체의 방수생성 기능을 저하시키는 데 사용됩니다.

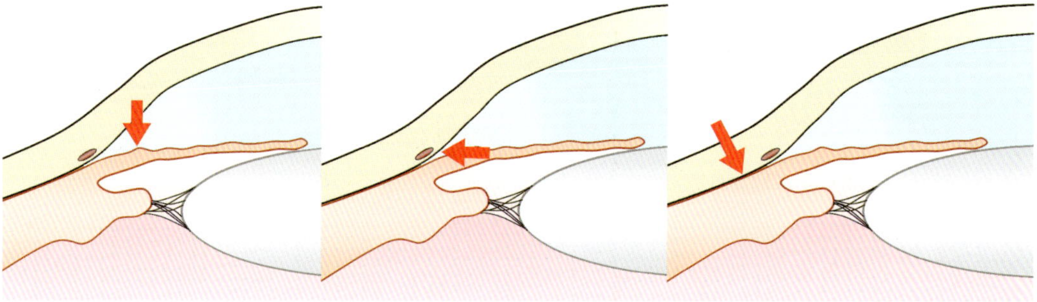

그림 3-13. 대표적인 녹내장 레이저 시술 부위(빨간색 화살표) 레이저 홍채 절개술(왼쪽 그림), 레이저 섬유주성형술(가운데 그림), 모양체광응고술(오른쪽 그림). 각각 홍채, 섬유주, 모양체에 레이저를 쏘아서 안압을 낮춰 줍니다.

녹내장 분야에서 시행하는 레이저치료 중 대표적인 몇 가지를 살펴보겠습니다.

1. 레이저홍채절개술(LI, laser iridotomy)

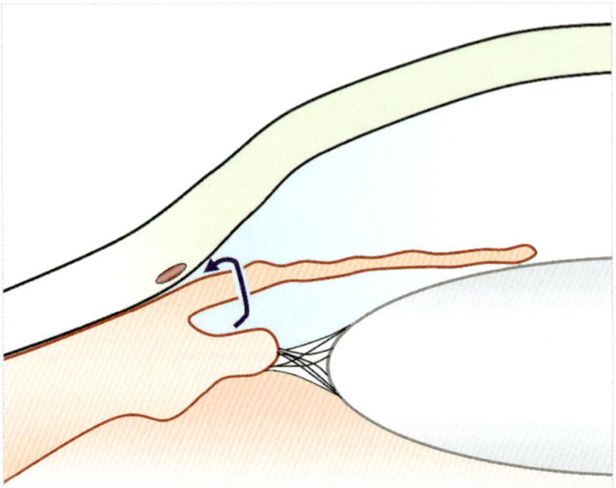

그림 3-14. 레이저 홍채절개술의 모식도 레이저홍채절개술을 시행하고 나면 그림의 화살표의 경로를 따라 방수가 홍채에 생긴 구멍을 통해서 바로 전방각쪽으로 빠져나갈 수 있게 됩니다.

레이저홍채절개술은 레이저를 이용하여 홍채에 구멍을 만들어 주는 시술입니다. 주로 상대적 동공 차단에 의한 폐쇄각녹내장일 때 유용하게 사용되는 치료입니다. 레이저홍채절개술을 통해 주변부 홍채에 구멍이 생기게 되면 방수가 그 구멍을 통해 흘러나오게 되어 동공 차단에 의한 현상들을 개선시킬 수 있습니다. 그 외에도 좁은 전방각을 가진 눈의 경우 나중에 급성 폐쇄각녹내장의 발생 위험이 있기 때문에 예방 목적으로 레이저홍채절개술을 시행하기도 합니다. 특히 한쪽 눈에 급성 폐쇄각녹내장이 이미 온 경우, 반대 눈에도 같은 현상이 생길 가능성이 높아 미리 레이저홍채절개술을 시행하게 됩니다.

레이저홍채절개술을 위해서는 시술 전에 축동제를 점안하여 가능한 주변부 홍채의 두께를 얇게 만들고 전방을 깊게 합니다. 출혈성 질환을 가지고 있거나 항응고제, 항혈소판제를 복용하고 있는 경우 레이저 시술 도중에 홍채에 있는 혈관에서 출혈이 발생하는 경우가 있기 때문에 시술 전 담당 의사와 현재 복용 중인 약물에 대한 상의가 필요합니다. 다행히 대부분의 경우 출혈이 크

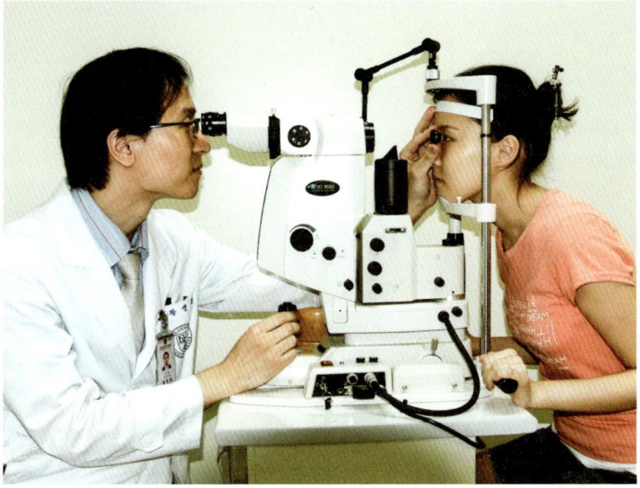

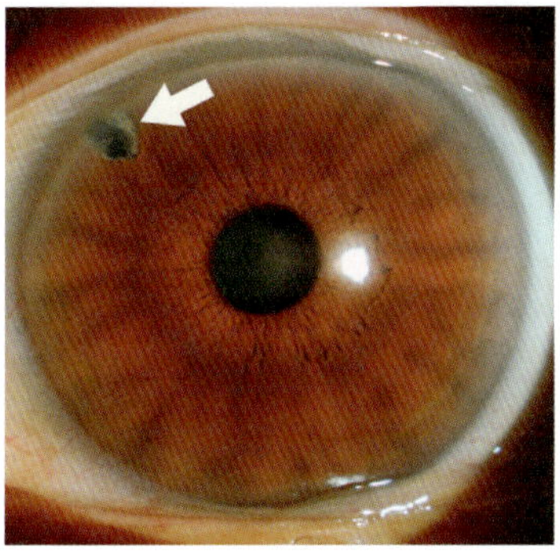

▲**그림 3-15. 레이저홍채절개술의 시술 장면** 턱과 이마를 받침대에 올리고, 어깨에 힘을 빼고 편하게 있으면 됩니다.

▶**그림 3-16. 레이저홍채절개술을 시행한 모습** 홍채의 위쪽에 레이저로 만든 구멍(흰색 화살표)이 보입니다.

게 문제가 되지는 않습니다. 시술 후 발생할 수 있는 흔한 합병증으로 일시적인 안압상승과 전방의 염증이 있습니다. 대부분의 경우 시술 1시간 후에 안압이 가장 많이 상승하기 때문에 레이저홍채절개술을 시행한 뒤에는 기다렸다가 1시간 정도 뒤에 안압을 확인하는 과정이 필요합니다. 전방의 염증은 대부분 시술 후 며칠 내에 좋아집니다. 다만 염증이 있는 기간 동안은 다소 뿌옇게 보이는 불편함이 있을 수 있습니다. 시술 후에 염증을 조절하는 안약을 일정 기간 점안하게 됩니다.

2. 아르곤레이저 주변부홍채성형술 (ALPI, argon laser peripheral iridoplasty)

레이저를 이용하여 주변부 홍채의 모양을 변형시켜 주변부 전방을 깊게 하는 시술입니다. 특히 고원홍채형 폐쇄각녹내장일 때 유용하게 사용되며 레이저홍채절개술과 함께 시행되는 경우도 많습니다.

3. 아르곤레이저섬유주성형술(ALT, argon laser trabeculoplasty) 및 선택적 레이저섬유주성형술 (SLT, selective laser trabeculoplasty)

레이저섬유주성형술은 레이저를 섬유주에 쏘면 섬유주에 있는 세포들의 작용과 주위 조직들에 변화가 생겨 방수유출이 늘어나면서 안압이 내려간다는 원리를 바탕으로 한 치료입니다. 레이저를 이용한 섬유주성형술은 약물치료만으로 안압하강이 충분하지 않거나, 약물 부작용으로 약을 충분히 사용하기 어려울 때 약물치료의 보조치료로 많이 이용되고 있습니다. 또한 일부 녹내장(색소녹내장, 거짓비늘증후군, 스테로이드에 의한 녹내장 등)에서 특히 효과가 좋은 것으로 알려져 있습니다. 레이저섬유주성형술의 장점은 특별한 부작용과 불편함 없이 시술할 수 있다는 점입니다. 단점은 그 효과가 영구적이지 않아 시간이 흐르면 다시 안압이 오르는 경우가 많다는 것입니다. 아르곤레이저섬유주성형술의 경우 약 5년이 지나면 절반 정도에서 효과가 없어진다는 보고도 있습니다. 하지만 비교적 안전하고 간단한 시술이라 약물치료의 보조치료로 많이 사용되고 있습니다. 레이저섬유주성형술 역시 시술 후 안압의 상승과 전방의 염증을 유발할 수 있습니다. 따라서 레이저홍채절개술과 마찬가지로 시술 후 안압 측정이 필요합니다.

그림 3-17. 선택적 레이저섬유주성형술 시행 장면

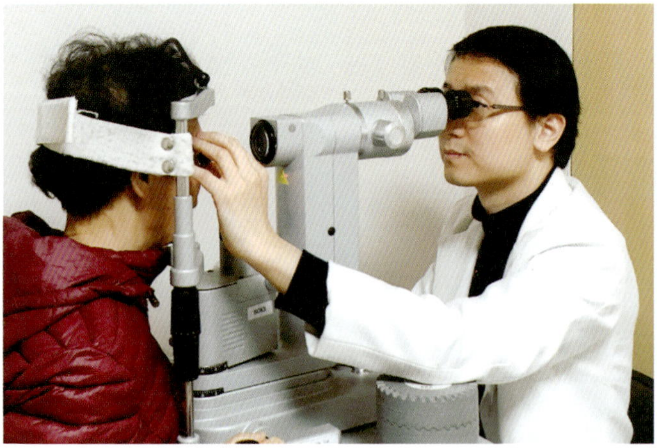

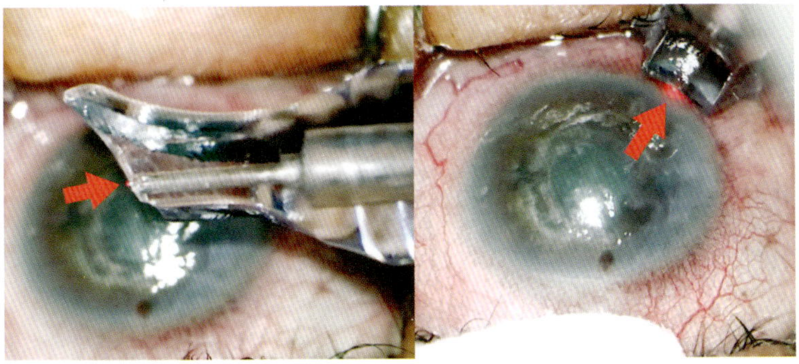

그림 3-18. 모양체 광응고술 시행 장면 레이저가 나오는 장비를 눈에 대고 레이저를 쏘아서(빨간 화살표) 모양체의 기능을 일부 저하시켜서 방수 생성을 억제시켜 줍니다.

레이저섬유주성형술에는 아르곤레이저섬유주성형술과 선택적 레이저섬유주성형술이 있는데 두 방법의 안압조절 결과는 비슷하고 상대적으로 선택적 레이저섬유주성형술이 주변 조직의 손상이 적어서 최근에는 선택적 레이저섬유주성형술이 주로 시행되고 있습니다.

4. 모양체광응고술(CPC, cyclophotocoagulation)

모양체광응고술은 레이저를 모양체에 쏘아서 모양체의 기능을 저하시키는 시술입니다. 모양체는 방수를 생성하는 역할을 하기 때문에 모양체를 파괴하게 되면 방수의 생성이 줄어들어서 안압을 내리는 효과가 나타납니다. 하지만 이 시술은 원래 가지고 있던 눈의 기능을 인위적으로 저하시키는 것이라 안압이 내려가는 정도를 정확하게 예측하기 어렵고, 안압이 너무 내려가면 눈이 위축되는 부작용도 생길 수 있기 때문에 일반적인 경우에는 시술하지 않고 수술을 여러 번 반복해도 안압이 계속 높은 경우나 이미 시력이 소실된 눈이지만 안압이 다른 방법으로 조절되지 않는 경우에 시행하게 됩니다.

최근에는 예전의 레이저들과는 다른 기전으로 방수유출을 증가시켜서 안압을 조절하는 것으로 알려진 마이크로펄스 레이저(MicroPulse transscleral laser therapy)가 개발되어 사용되고 있습니다. 아직은 임상자료가 충분하지 않아 장기적인 결과가 어떨지는 더 살펴보아야 합니다.

레이저 시술과 관련하여 환자들이 자주 하는 질문에 대한 답변들입니다.

1) 레이저 시술은 입원과 같은 절차가 필요하지 않습니다. 대부분 외래에서 간단한 준비 후 바로 시술이 가능합니다. 다만, 시술 전 준비를 위해 약물 점안 후 기다리는 시간과 시술 후 안압의 상승이나 기타 합병증 유무 확인을 위해 1시간 정도 경과관찰의 시간이 필요하고 시술 며칠 후 외래진료가 필요합니다.
2) 시술 후 일상생활은 대부분 바로 가능하지만 수술 후 발생한 염증이나 각막의 부종으로 인해 며칠간은 뿌옇게 보일 수 있습니다.
3) 레이저 시술은 국소마취로 시행하며 시술 시간은 대부분 10분 내외입니다.
4) 레이저 시술을 받는다고 시력이 좋아지는 것은 아닙니다. 시술 후 원래 사용 중이던 녹내장 약물은 그대로 쓰기도 하고 안압에 따라 줄이기도 합니다.

요약 | 레이저홍채절개술(LI)은 동공차단에 의한 폐쇄각녹내장 치료 및 예방에 사용되며 레이저주변부홍채성형술(ALPI)은 고원홍채형 녹내장에 유용합니다. 레이저섬유주성형술(ALT/SLT)은 섬유주의 구조에 변화를 유발하여 안압을 내리는 효과가 있습니다. 모양체광응고술(CPC)은 모양체의 기능을 저하시켜서 안압을 낮추는 치료로 다른 치료들에 효과가 적은 경우 사용할 수 있습니다.

수술치료의 원칙

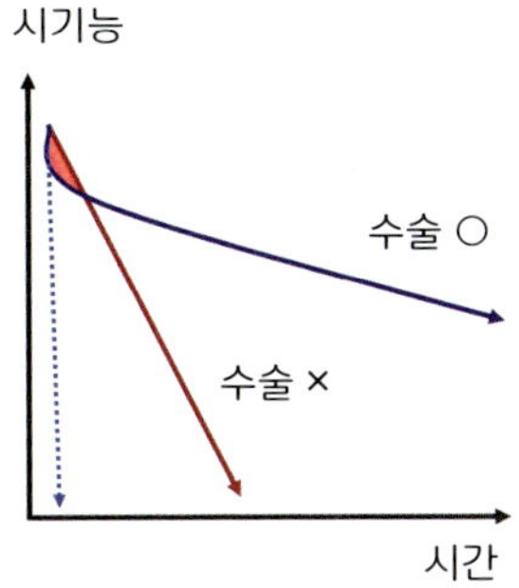

그림 3-19. 시간이 지나면서 녹내장에 의한 시기능이 저하되는 정도를 나타낸 그래프
수술을 하지 않는다면 시기능이 급격히 나빠질 것으로 예상되는 경우에 수술을 하게 됩니다. 수술을 하게 되면 처음에는 시기능이 오히려 떨어질 수 있지만(붉은색으로 채워진 부분) 장기적으로 봤을 때 시기능의 저하를 줄일 수 있습니다. 하지만 일부의 경우에서는 수술 후 시기능이 급격이 저하될 수도 있습니다(점선). 다행히도 그런 일이 일어날 확률이 높지는 않습니다.

새로운 녹내장 수술 방법들이 소개가 되고, 수술 성적도 향상되고 있지만 아직 많은 안과 의사들이 녹내장 수술은 약물이나 레이저로 치료를 제대로 하기 어려운 경우에 시행하고 있습니다. 수술이 약물이나 레이저를 뛰어넘는 장점이 있는 것은 사실이지만 여러 합병증의 가능성도 항상 함께 존재하기 때문에 수술을 결정하기 전에는 언제나 수술을 통해서 얻을 수 있는 이득과 수술에 따르는 위험의 가능성을 모두 고려해야 합니다.

일반적으로 녹내장 수술이 필요한 경우는 다음과 같습니다.

녹내장 수술이 필요한 경우

1. 최대한의 약물치료나 레이저치료로도 안압이 충분히 조절되지 않아 녹내장이 진행할 때
2. 약물 부작용이나 여러 사정으로 약물치료를 받기 어려운 경우

녹내장 수술을 받게 되면 처음에는 오히려 시력이 조금 떨어지는 경우도 많습니다. 또한 녹내장 수술의 성공률이 100%가 아니기 때문에 수술 실패에 대한 두려움, 수술 후 합병증에 대한 걱정이 있는 것도 사실입니다. 하지만 약물과 레이저치료로 녹내장의 진행을 막기 어려운 경우 수술은 유일한 대안입니다. 어차피 수술을 안 하면 언젠가 실명이 될 상황이라면 수술 실패와 합병증의 위험을 감수하고 수술을 하게 되는 것입니다. 장기적으로 본다면

대부분의 경우 수술 후 경과는 그림 3-19와 같습니다. 즉, 수술을 하게 되면 처음에는 오히려 불편할 수도 있지만 장기적으로 봤을 때 녹내장의 진행을 늦출 수 있게 됩니다.

많은 환자들이 궁금해하는 녹내장 수술과 관련된 사항들을 정리하면 다음과 같습니다.

1) 대부분의 수술은 국소마취로 시행 가능합니다. 따라서 수술 중에 불편한 점이 있으면 집도의에게 직접 이야기할 수 있습니다. 많은 환자들이 '수술이 많이 아프지 않을까' 걱정하지만 통증이 심한 경우는 많지 않습니다.

2) 병원마다 시스템이 다르고 환자 개개인에 따라 변수가 있지만 수술 전날 입원해서 수술 다음 날까지 지켜보고 퇴원하기도 하고, 수술 당일 입원해서 수술 후 바로 그날 퇴원하기도 하고, 하루 경과를 보고 수술 다음 날 퇴원하기도 합니다.

3) 퇴원 후 일상생활(집안일, 식사, 운전, 독서 등)은 대부분의 경우 가능합니다. 직업이 사무직이거나 육체적 부담이 크지 않다면 직장생활도 가능합니다. 다만 하는 일이 육체적인 무리가 가는 일이거나 직장의 환경이 위생적이지 않은 경우라면 의사의 지시가 있을 때까지 휴식을 취하는 것이 좋습니다.

4) 세수나 샤워, 머리감기는 수술 후 보름 정도 삼가거나 조심해서 하는 것이 좋습니다. 수돗물에 있는 병균이 수술 부위로 들어가서 염증을 유발할 수 있기 때문입니다.

5) 녹내장 수술은 출혈의 위험이 큰 수술입니다. 따라서 출혈을 유발할 수 있는 약물들(항응고제나 항혈소판제 등)을 복용하고 있는 경우 반드시 담당 의사와 상의 후 수술 전에 약물을 끊거나 용량을 변경하는 것이 좋습니다.

6) 당뇨나 고혈압, 심장병, 신부전 등의 질환이 있다고 수술이 불가능한 것은 아닙니다. 하지만 환자의 전신 상태에 따라 수술 방법이나 약물의 용법을 조절해야 하기 때문에 관련과의 협진이 필요한 경우가 많습니다.

7) 수술 전에 사용하고 있던 안약은 수술 전에 중단하는 경우도 있고, 그대로 사용하는 경우도 있습니다. 반대쪽 눈에 사용 중인 약은 대부분의

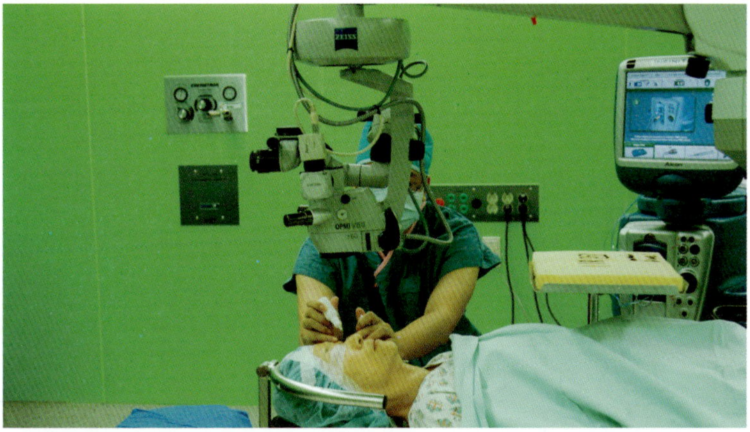

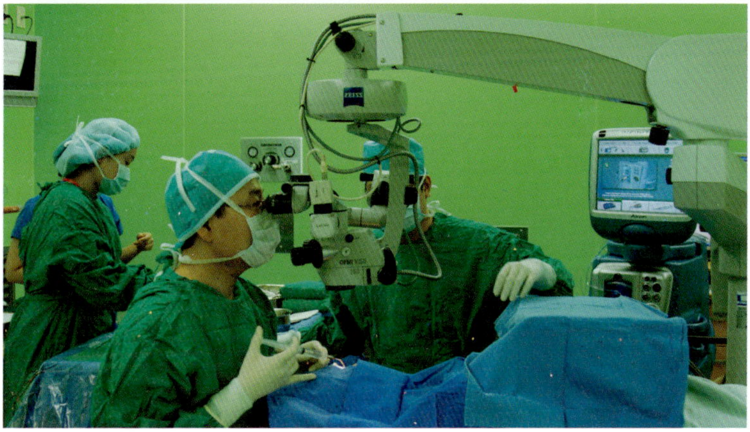

그림 3-20. 수술방의 모습
수술침대에 환자가 누워 있고 의사가 수술현미경을 보고 수술을 하고 있습니다. 옆에서 수술을 도와주는 간호사의 모습도 보입니다. 환자가 수술방에 오게 되면 먼저 혈압계와 심전도 기기를 몸에 부착하고 국소마취시술을 받게 됩니다(위쪽 그림). 그리고 눈 주위 수술 부위를 소독받고, 소독된 천을 덮은 후 수술을 받게 됩니다(아래쪽 그림).

경우 그대로 사용하게 됩니다. 현재 사용 중인 안약에 대해서는 담당 의사의 지시를 따르기 바랍니다.

8) 대부분의 녹내장 수술은 1시간 이내의 시간이 소요됩니다. 하지만 수술 도중에 발생하는 여러 변수에 의해서 수술 시간은 언제든지 변할 수 있습니다.

9) 수술 후 눈의 상태가 안정될 때까지는 몇 달의 시간이 필요합니다. 따라서 꾸준한 관리가 필요합니다.

10) 수술 후 성공률이 얼마나 될지, 수술 후 시력이 얼마나 나올지, 수술 후 안압이 얼마나 될지는 눈 상태에 따라 너무 다양하기 때문에 정확히 예측하기 어렵습니다.

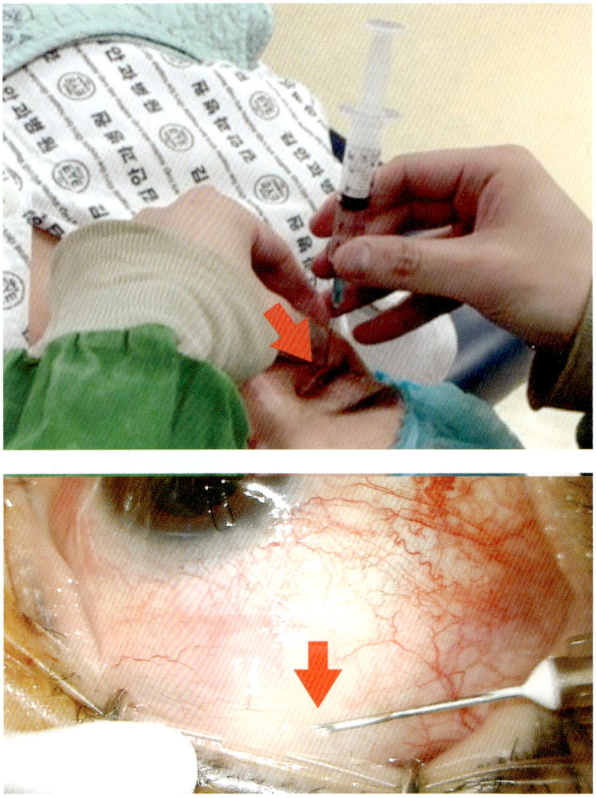

그림 3-21. 녹내장 수술을 할 때 주로 시행되는 눈 마취 방법 눈의 상태나 환자의 성격, 의사의 선호도에 따라 어떤 마취 방법을 선택할지 결정됩니다. 위 그림은 바늘을 눈 아래 피부를 통해서 안구 뒤쪽에 넣어서 마취약을 주입하는 방법(구후마취, 빨간 화살표)이고 아래 그림은 바늘을 결막 밑에 넣어서 마취약을 주입하는 방법(결막주사, 빨간 화살표)입니다. 주사가 약간 따끔하지만 그래도 수술 중에 계속 아픈 것보다는 훨씬 낫고, 다행히 대부분의 환자들이 마취 과정을 잘 참기 때문에, 마취에 관해서 너무 걱정하지 않아도 됩니다. 국소마취로 수술하는 경우, 대화가 언제든 가능하기 때문에 혹시나 마취를 했어도 수술 중에 아프다면 마취약을 추가로 아픈 부위에 더 주사할 수 있습니다.

현재 가장 많이 시행되고 있는 녹내장 수술은 섬유주절제술과 방수유출장치(녹내장 임플란트) 삽입술입니다. 두 방법 모두 방수가 전방에서 결막 아래 공간으로 빠져나갈 수 있는 새로운 방수유출로를 만들어 준다는 원리는 같습니다. 각각의 수술에 대해서는 다음 장에서 살펴보겠습니다.

섬유주절제술

섬유주절제술의 원리는 방수가 섬유주의 절제 부위를 따라 흘러나와 결막(흰동자) 아래의 공간을 통해 지하수처럼 배출되도록 하는 것입니다. 이때 방수의 유출경로는 전방, 절제된 섬유주, 공막편 가장자리, 결막 아래 공간의 순서가 됩니다(그림 3-22의 파란 화살표). 결막 아래에 방수가 적절히 흘러가게 되면 여과포(물주머니, bleb)가 만들어지게 되는데 수술 후 여과포의 기능이 얼마나 잘 유지되는지가 수술 후 안압 조절의 결과에 가장 중요한 영향을 주게 됩니다. 섬유주절제술은 대부분 위쪽 결막에 시행하게 되는데 그 이유는 아래쪽에 비해서 안압 조절이 편리하고 감염의 가능성이 낮기 때문입니다.

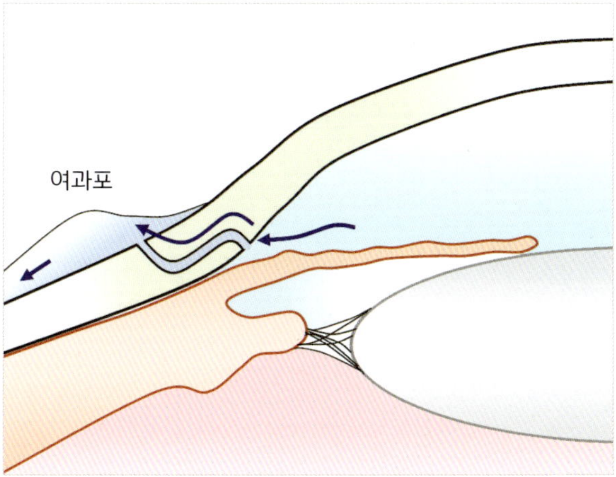

그림 3-22. 섬유주절제술의 원리 전방에 있는 방수가 잘려진 섬유주를 통해서 결막 아래 공간으로 지나가게 됩니다.

섬유주절제술 과정입니다.

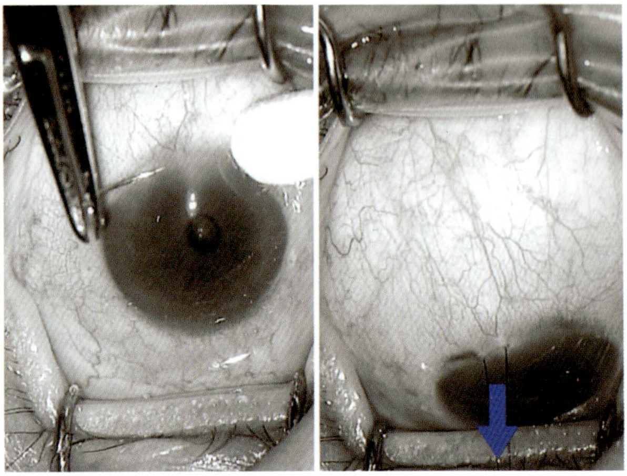

그림 3-23. 고삐실 걸기 위쪽 결막의 수술 부위를 충분히 노출하고 눈이 갑자기 많이 움직이는 것을 막기 위해 안구를 아래쪽으로(파란 화살표 방향) 회전시켜서 고정하는 방법으로 고삐실 걸기가 사용됩니다. 고삐실은 여러 종류의 봉합사를 이용하며, 상직근이나 각막윤부 경계 앞의 각막에 바늘을 통과시켜서 걸게 됩니다. 따라서 수술 중에는 눈꺼풀은 눈을 벌리는 기구로, 안구는 실을 걸어서 고정되어 있는 상태라 눈을 움직이는 것에 관해서 크게 걱정할 필요는 없습니다.

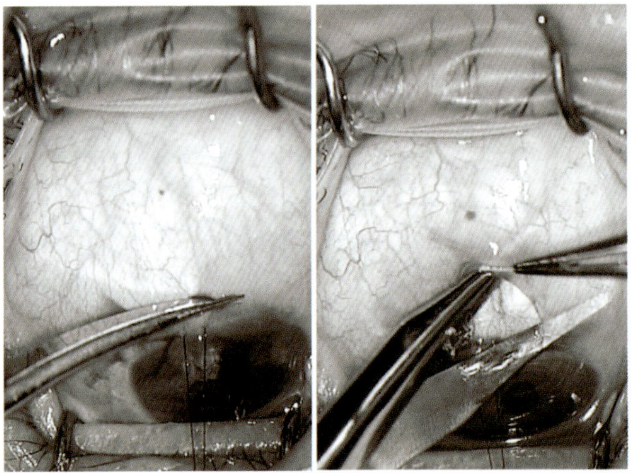

그림 3-24. 결막 절개 결막 아래로 방수가 지하수처럼 지나갈 수 있는 길을 만들기 위해서 우선 결막을 절개해야 합니다. 상수도 공사를 위해서 땅을 파야 하는 것과 같은 이치입니다. 결막 절개는 크게 각막윤부(검은동자) 쪽 절개와 원개부쪽(윗눈썹쪽) 절개로 나눌 수 있습니다. 두 방법의 수술 결과는 큰 차이가 없어 수술하는 의사의 선호도에 따라 절개 방향이 결정됩니다. 각막윤부 쪽 절개의 경우, 각막윤부 혹은 윤부에서 1-2 mm 정도 뒤쪽에 가로 길이 6-9 mm 정도 결막을 절개하고, 여과포가 만들어질 부분의 테논낭을 상공막으로부터 박리하여 물이 흘러갈 수 있는 공간을 만들어 줍니다. 이 때, 결막이 찢어지지 않도록 조심스럽게 다루어야 합니다. 특히, 결막이 약한 경우 조금만 결막을 세게 잡으면 너덜너덜하게 찢어져 버리기 쉽습니다. 혹시나 결막이 찢어져 버리면 나중에 물이 그쪽으로 세어 나오게 되어서 안압이 너무 낮아지거나 틈새로 병균이 들어가서 감염을 유발할 수 있습니다. 또한 결막 아래쪽에서 피가 나면 물이 지나가는 길이 잘 막히기 때문에 가느다란 전기응고 도구를 이용해서 피가 나는 부위에 섬세하게 지혈을 하면서 진행하게 됩니다.

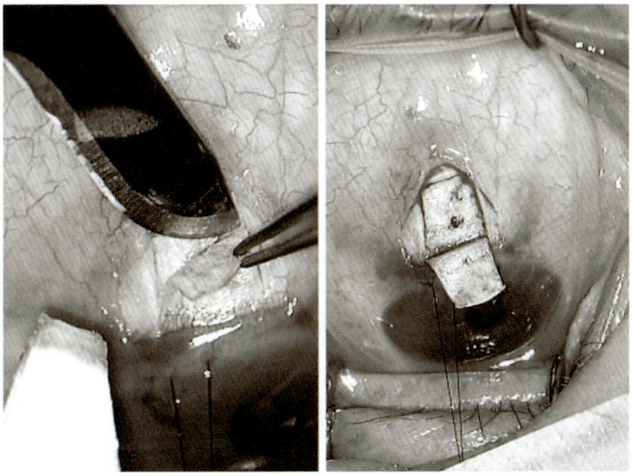

그림 3-25. 공막편 만들기 주전자에 뚜껑이 없다면 주전자를 기울였을 때, 물이 갑자기 확 나오게 됩니다. 마찬가지로 눈 속에서 물이 나오는 양을 조절하기 위해서는 주전자 뚜껑 역할을 하는 구조물이 필요합니다. 그 역할을 하는 것이 바로 공막편입니다. 말 그대로 공막의 일부분을 잘라서(한자로 '조각 편') 주전자 뚜껑처럼 물이 나오는 부분을 덮어 주는 역할을 합니다. 섬유주절제술 중에 만드는 공막편의 크기나 모양은 수술하는 의사의 선호도에 따라 다양합니다. 대부분 한 변의 길이가 3-4 mm 정도 되는 정사각형, 직사각형, 사다리꼴, 삼각형, 타원형 등의 모양을 가지게 됩니다. 공막편의 두께가 얇을수록 더 많은 안압하강 효과를 유발할 수 있는데 대부분의 경우, 전체 공막 두께의 1/2에서 1/3 정도 두께의 공막편이 만들어집니다. 따라서 각 눈의 상태에 따라서 어떤 방향으로 어느 정도의 물이 흘러나갈지 미리 판단하고, 거기에 맞게 공막편의 모양, 위치, 두께 등을 결정하게 됩니다.

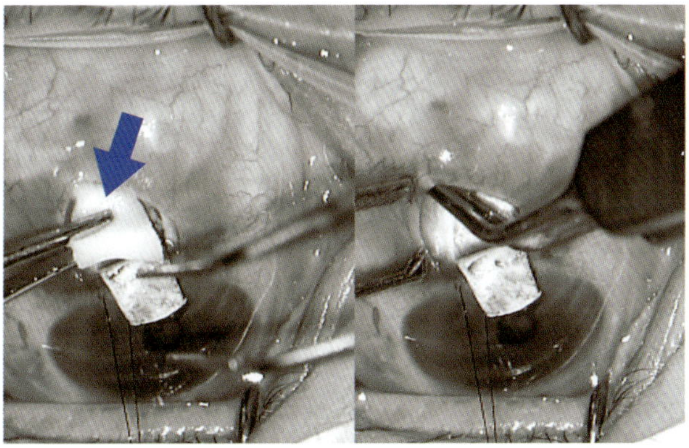

그림 3-26. 마이토마이신 처리 녹내장 수술 후 결과에 가장 중요한 영향을 주는 것은 방수가 지나가는 자리의 섬유화 정도입니다. 피부에 상처가 생기면 새로운 살이 자라나서 상처가 있던 부분을 메우는 것처럼 사람이 인위적으로 만들어 놓은 물길은 시간이 지나면 섬유화라는 과정을 통해서 막히려고 하는 성질이 있습니다. 만약 수술 후에 지나치게 섬유화가 빨리, 심하게 진행된다면 제대로 여과포가 만들어지지 못하고 섬유화 조직으로 방수유출로가 막혀 버려서 안압이 높아지고, 반대로 섬유화가 너무 저하된다면 수술 부위에 물이 새어 나가게 되어서 안압이 너무 낮거나 감염이 발생하게 됩니다. 따라서 수술 부위의 섬유화를 적절히 억제하기 위한 방법으로 마이토마이신이라는 약품을 적신 종이나 스폰지(파란 화살표)를 방수가 지나갈 자리, 즉 여과포가 만들어질 자리에 일정 시간 두어서 그 부위의 섬유화를 억제시키는 방법이 사용되고 있습니다. 마이토마이신의 농도는 0.02에서 0.04%가 사용되고, 접촉 시간은 2분에서 4분 정도로 눈 상태와 수술자의 선호도에 따라 다양하게 적용할 수 있습니다.

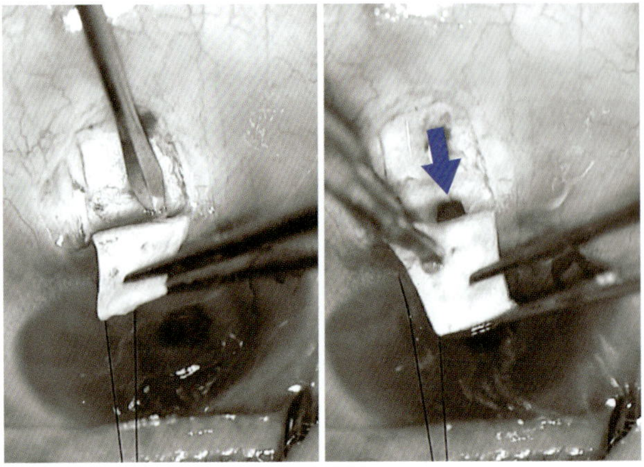

그림 3-27

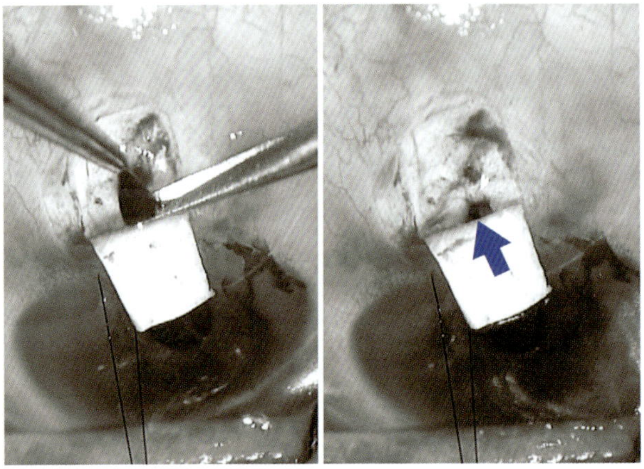

그림 3-28

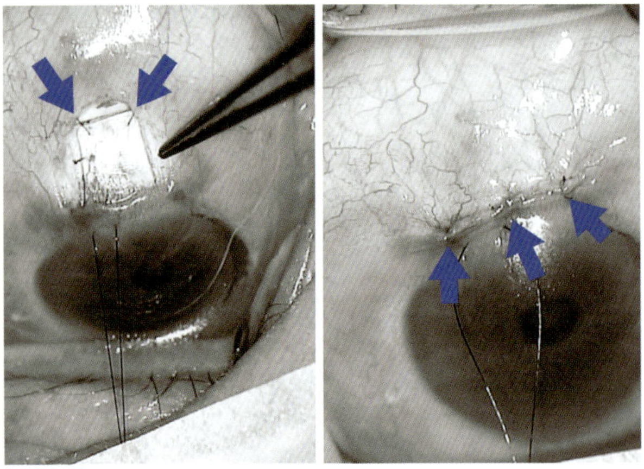

그림 3-29

그림 3-27. 섬유주절제 방수가 전방에서 공막편으로 나올 수 있게 공막편 바로 아래에 있는 섬유주라는 부분에 조그만 구멍을 만드는 과정입니다(파란 화살표). 그렇기 때문에 이 수술의 이름이 '섬유주절제술'입니다. 섬유주를 자를 때에는 눈 상태에 따라서 구멍의 크기나 위치를 다양하게 조절하게 됩니다.

그림 3-28. 홍채절제 섬유주를 잘라 낸 구멍 바로 아래에는 홍채가 있는데 홍채가 구멍에 끼이게 되면 방수 유출로를 막을 수 있기 때문에 섬유주 절제 부위 바로 아래에 있는 홍채를 일부 절제합니다. 파란색 화살표 부위를 보면 앞의 그림과 달리 홍채 절제된 부분에 구멍이 있습니다. 섬유주 절제 부위와 홍채 사이의 거리가 충분할 경우에는 홍채절제를 생략하기도 합니다.

그림 3-29. 공막편 봉합(왼쪽 그림)과 결막 봉합(오른쪽 그림) 봉합을 하지 않은 상태의 공막편은 방수에 큰 저항을 주지 못하기 때문에 방수가 너무 많이 유출되어서 저안압을 유발할 수 있습니다. 마치 주전자 뚜껑이 반쯤 닫힌 상태와 같은 상황입니다. 따라서 적절한 방수 유출을 위한 저항을 유도하기 위해 공막편에 봉합을 시행합니다. 이때 봉합을 얼마나 세게 하는지, 어떤 방향으로 하는지에 따라 방수유출의 정도와 방향을 조절할 수 있습니다. 봉합은 대부분 가느다란 실을 이용해서 1개에서 5개 정도 시행하게 됩니다. 이게 말은 쉬운데 머리카락보다 가느다란 실로 조금만 더 약하거나 세게 봉합해도 방수가 나오는 양이 달라지기 때문에 수술하는 의사의 느낌에 따라 조절하게 되고, 그러다 보니 정확하게 맞추기 어려운 경우가 많습니다. 따라서 수술 후에 공막편을 통한 방수유출이 충분하지 않아 안압이 예상보다 높을 때에는 레이저로 공막편 봉합사를 일부 끊어서 방수가 더 잘 나가게 하고, 방수가 예상보다 너무 많이 흘러나갈 때에는 수술 부위에 추가로 봉합을 하게 됩니다.

전방에서 섬유주 절제 부위와 공막편을 통해서 빠져나온 방수가 눈 밖으로 흘러나가지 않고, 결막 아래 공간으로 빠져나가서 여과포를 형성하게 하기 위해서 물이 세지 않도록 결막을 잘 봉합하는 것이 중요합니다. 결막 봉합은 수술하는 의사의 선호도에 따라 여러 가지 방법으로 시행 가능합니다. 혹시나 결막이 약하거나 예전에 안과 수술을 받았던 눈의 경우, 결막을 물이 세지 않게 봉합하는 것이 매우 어려워 전체 녹내장 수술 중 결막 봉합에 가장 많은 시간과 노력이 들어가는 경우도 많습니다. 결막을 봉합해 놓은 실은 어느 정도 매듭이 튀어나온 부분이 있기 때문에 수술 후에 눈에 뭔가 들어 있는 느낌을 주기도 합니다. 결막 봉합사는 수술 후 상황에 따라 그냥 두기도 하고, 제거하기도 합니다.

더 뒤쪽의 결막을 절개해서 시행하는 섬유주절제술 방법은 다음과(184쪽) 같습니다.

섬유주절제술의 수술 결과는 수술자에 따라, 환자의 눈의 상태에 따라 다르지만 일반적으로 별다른 합병증이 없고, 예전에 수술을 받은 적이 없는 경우 약 70%에서 90% 정도의 성공률을 보입니다. 하지만 신생혈관녹내장, 포도막염에 의한 녹내장, 외상 후에 발생한 녹내장은 성공률이 더 낮습니다. 또한 여러 번 수술을 반복하게 될수록 성공률은 점점 낮아지게 됩니다.

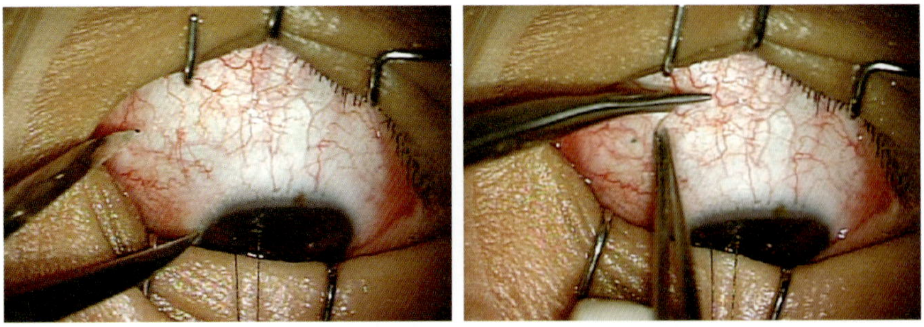

그림 3-30. 국소 마취 후 각막에 고삐실을 걸어 눈을 아래로 당기고 수술할 부위에 표시를 합니다(왼쪽 그림). 그리고 수술할 부위의 결막을 절개합니다(오른쪽 그림).

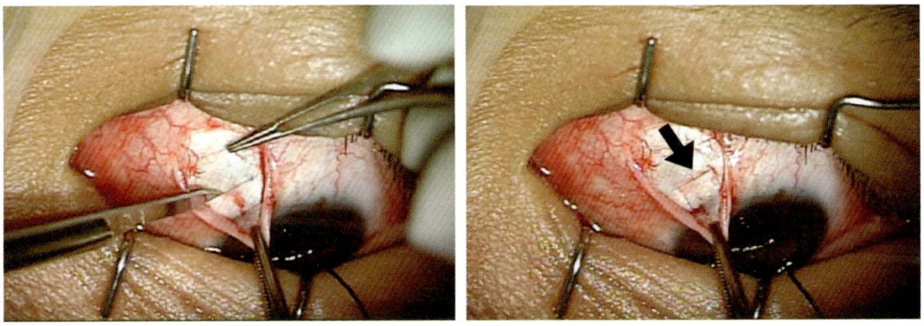

그림 3-31. 수술 부위의 결막과 결막 아래에 있는 테논낭을 박리하고 공막편을 만들 부위를 절개합니다(검은색 화살표 부위).

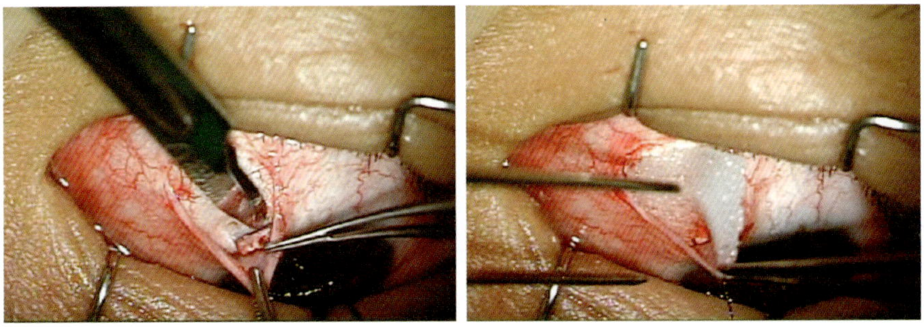

그림 3-32. 칼을 이용하여 공막편을 만들고 있는 장면(왼쪽 그림). 수술 부위가 섬유세포의 증식으로 막히는 것을 예방하기 위해 마이토마이신을 묻힌 스펀지를 수술 부위에 몇 분간 넣어 둡니다(오른쪽 그림).

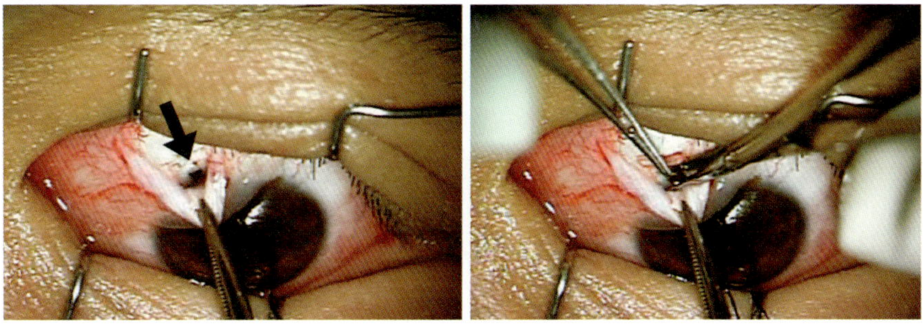

그림 3-33. 섬유주를 절제해서 전방에서 방수가 빠져나올 수 있는 구멍을 만들어 줍니다(검은 화살표 부위). 그리고 방수가 더 잘 빠져나가게 하기 위해 홍채의 일부를 잘라 줍니다(오른쪽 그림).

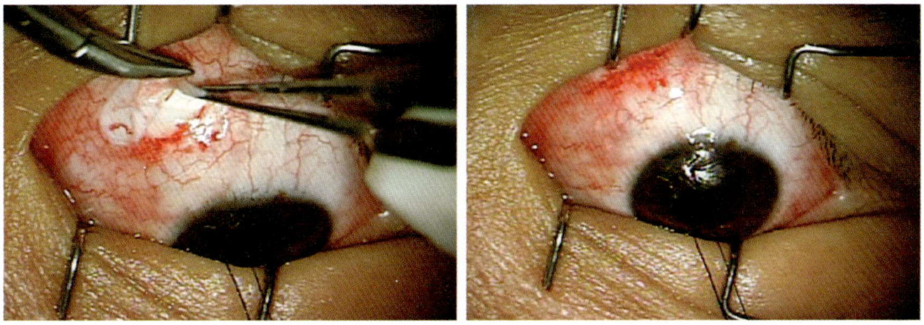

그림 3-34. 공막편을 봉합하고, 테논낭과 결막을 봉합하면 수술이 끝나게 됩니다. 오른쪽 그림은 수술이 끝난 직후의 모습입니다.

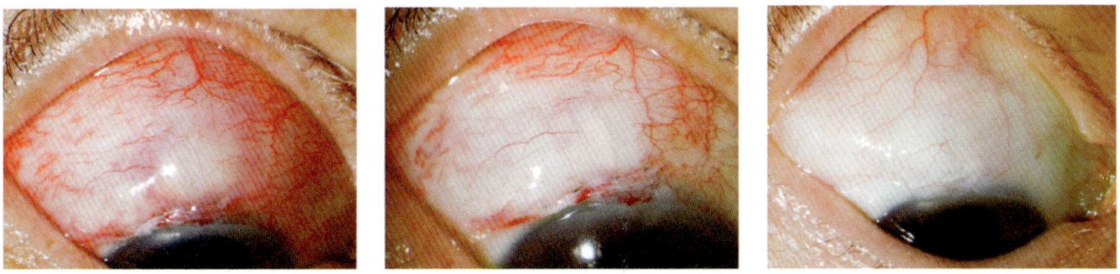

그림 3-35. 섬유주절제술 시행 후의 모습 볼록한 여과포(물주머니)가 보입니다. 이 여과포 아래로 방수가 지하수처럼 흐르고 있습니다. 수술 직후에는 충혈이 되어 있지만(왼쪽 그림) 시간이 흐르면서 점점 충혈이 줄어들고 여과포가 자리를 잡아 갑니다. 오른쪽 그림은 수술 후 6개월째 모습입니다. 수술 전에는 안압을 낮추는 안약을 세 가지 사용해도 안압이 38mmHg이었는데 수술 후에는 안압약을 사용하지 않고 안압이 10mmHg로 조절되고 있습니다.

방수유출장치(녹내장 임플란트) 삽입술

방수유출장치(녹내장 임플란트) 삽입술은 섬유주절제술이 실패한 경우나 섬유주절제술로는 염증이나 출혈 등으로 방수가 지나는 길이 다시 막힐 가능성이 있는 경우에 시행하는 방법입니다. 방수유출장치는 대부분 그림 3-36에서 보는 것처럼 튜브와 몸통으로 구성되는데 튜브를 전방에 위치시키고, 몸통을 결막 아래에 고정하게 됩니다. 방수유출장치를 삽입하게 되면 수술 후 방수는 전방에서 방수유출장치의 튜브와 몸통을 거쳐 결막 아래 공간으로 퍼져 나가게 됩니다.

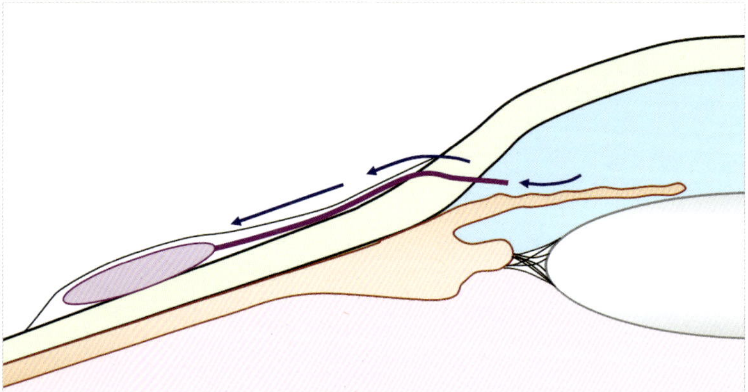

그림 3-36. 방수유출장치의 원리 방수가 전방에 위치한 튜브를 통해서 결막 아래에 위치한 몸통으로 지나서 주변 공간으로 퍼져 나가게 됩니다(파란 화살표 방향).

방수유출장치와 섬유주절제술의 가장 큰 차이는 섬유주절제술은 각막 바로 뒤쪽 결막을 주로 이용해서 방수유출로를 만들지만 방수유출장치는 그보다 더 뒤쪽 결막에 몸통이 위치하게 된다는 점입니다. 따라서 **각막 바로 뒤쪽 결막이 상태가 좋지 않거나 섬유주절제술 시행 후 여과포가 섬유화로 막혀 버린 경우, 방수유출장치**

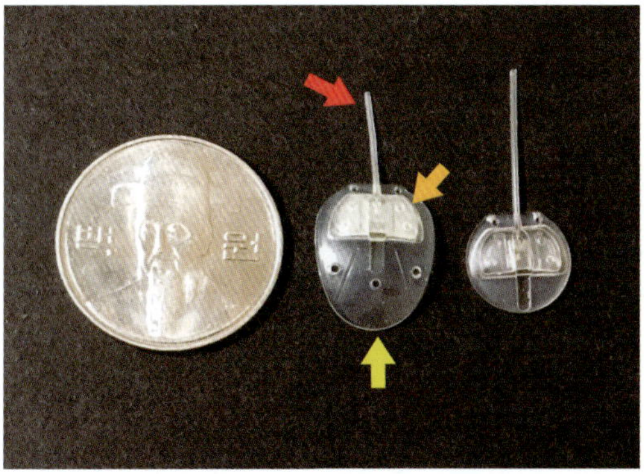

그림 3-37. 여러 종류의 방수유출장치 중에서 현재 우리나라에서 가장 많이 사용되고 있는 아메드밸브(Ahmed Glaucoma Valve)의 모습 실제 크기를 짐작하기 편하게 100원짜리 동전과 함께 사진을 찍었습니다. 아메드밸브의 재료는 실리콘으로, 판 모양의 몸통(노란 화살표)과 튜브(빨간 화살표)로 구성되어 있고, 몸통에는 밸브가 들어 있습니다(주황색 화살표). 밸브는 방수유출이 너무 적을 때는 닫히고, 유출이 어느 정도 유지되면 열려서 안압이 너무 낮아지는 것을 방지하기 위해서 고안되었습니다. 아메드밸브는 크기에 따라 두 가지 종류(큰 것이 model FP7, 작은 것이 model FP8)가 있어서 눈의 크기, 눈 속 공간의 여유에 따라 적절한 것을 골라서 사용할 수 있습니다. 몸통의 길이가 큰 것은 16 mm, 작은 것은 11 mm이고, 튜브는 두 모델 모두 외부 직경이 630μm, 내부 직경이 300μm입니다.

를 삽입하면 그곳을 튜브로 지나쳐서 더 뒤쪽에 있는 몸통 부위로 새로운 방수 유출로를 만들 수 있게 됩니다. 방수유출장치 삽입술은 섬유주절제술이 실패한 경우라도 그 자리에 추가로 시행할 수 있는 장점이 있습니다. 반면, 방수유출장치를 넣은 자리에는 추가로 섬유주절제술을 하기 어렵습니다. 그렇기 때문에 많은 경우에 섬유주절제술을 먼저 시행하고 혹시나 추가로 수술이 필요한 경우에 방수유출장치를 넣는 방법이 선택됩니다.

아메드밸브 삽입술 과정은 다음과 같습니다.

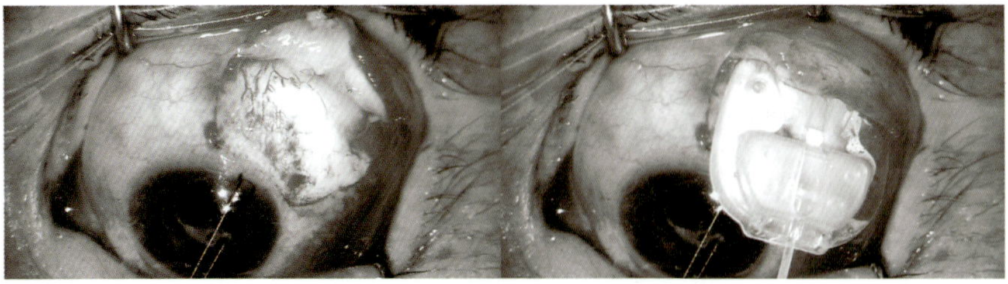

그림 3-38. 결막을 절개해서 아메드밸브가 들어갈 자리를 마련합니다(왼쪽 그림). 아메드밸브를 결막 아래 공간으로 넣고 있습니다(오른쪽 그림).

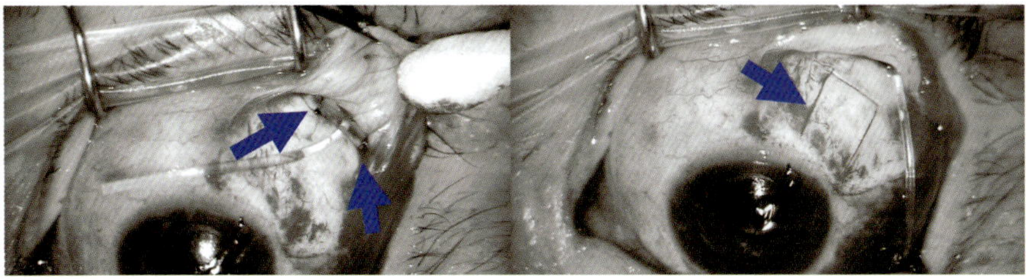

그림 3-39. 아메드밸브를 적절한 자리에 놓고 움직이지 않게 공막에 봉합해서 고정합니다(왼쪽 그림 파란 화살표). 이어서 튜브가 지나가는 자리의 공막을 부분층으로 박리하여 공막편을 만들어 줍니다(오른쪽 그림 파란 화살표). 이 공막편 아래로 튜브를 위치시키면 공막편이 튜브 위를 덮어 줘서 튜브의 노출을 예방해 줍니다. 공막편을 만들지 않고 다른 조직(다른 사람의 각막, 공막, 심낭막 등)을 이용하여 튜브를 덮어 주는 방법도 있습니다.

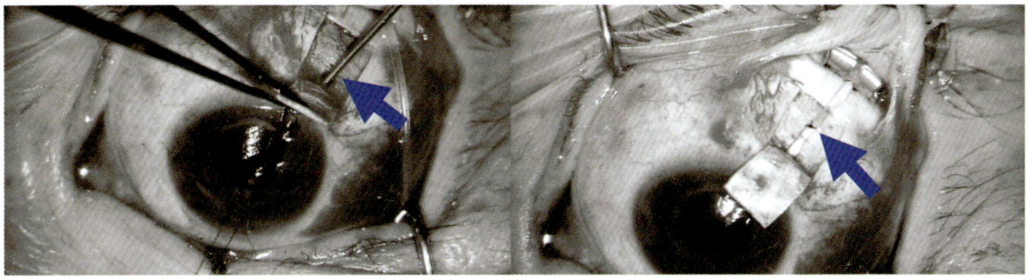

그림 3-40. 바늘을 이용해서 공막편 아래로 구멍을 내고(왼쪽 그림 파란 화살표) 튜브를 눈 속으로 넣습니다. 그리고 튜브를 공막에 봉합해서 고정합니다(오른쪽 그림 파란 화살표).

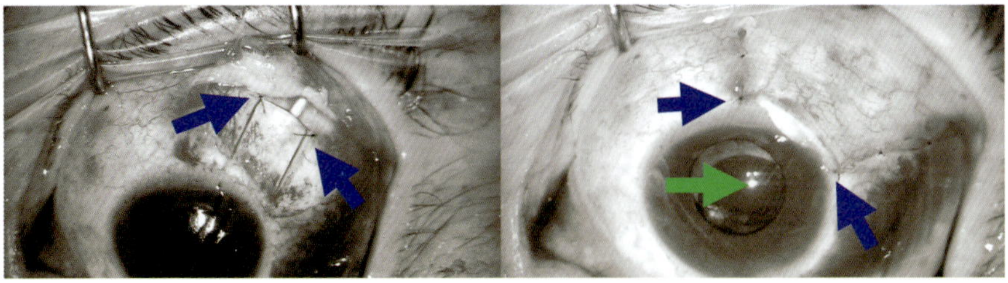

그림 3-41. 공막편을 봉합하고(왼쪽 그림 파란 화살표), 마지막으로 결막을 봉합해 줍니다(오른쪽 그림 파란 화살표). 튜브의 끝이 눈 속에 위치한 모습을 볼 수 있습니다(오른쪽 그림 초록색 화살표).

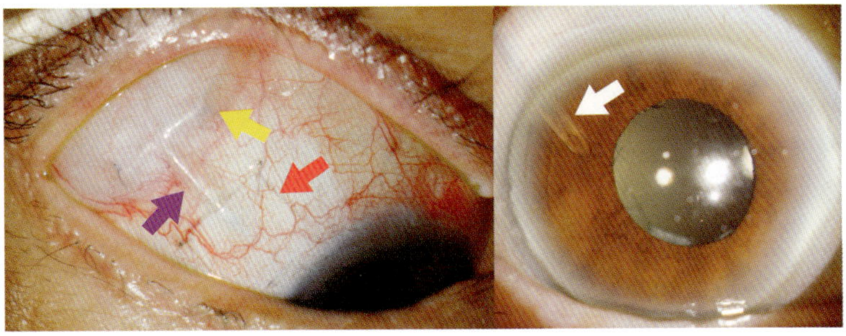

그림 3-42. 이 방법으로 수술 받은 눈의 수술 후 모습 눈의 위쪽 결막 밑에 방수유출장치가 위치한 모습을 볼 수 있습니다. 몸통(노란색 화살표), 튜브(보라색 화살표), 공막편(빨간색 화살표), 눈 속에 위치한 튜브(하얀 화살표)의 모습이 보입니다

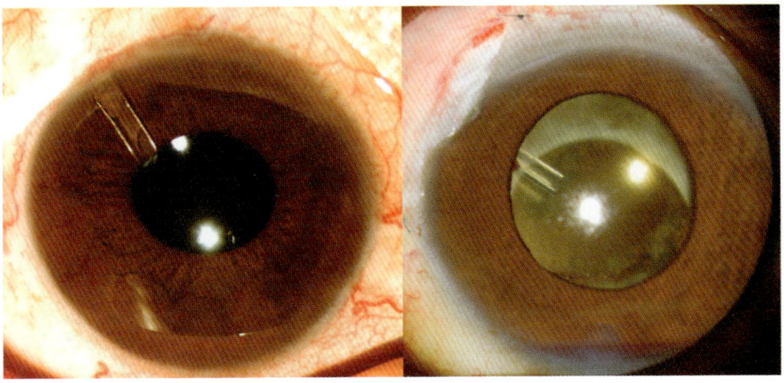

그림 3-43. 방수유출장치 삽입술을 받은 눈의 튜브 모습 상황에 따라 튜브를 홍채와 각막 사이의 공간(전방)에 위치시키기도 하고(왼쪽 그림), 홍채와 수정체 사이의 공간(후방)에 위치시키기도 합니다(오른쪽 그림).

수술과 관련된 합병증들 및 주의사항

녹내장은 수술 못지않게 수술 후 관리가 중요합니다. 녹내장의 수술과 관련하여 발생할 수 있는 합병증들에 대해서 살펴보겠습니다.

1. 안내염

안내염이란 말 그대로 눈 속에 염증이 생기는 현상으로 주로 세균이나 곰팡이가 수술 부위의 상처를 통해 눈 속으로 들어가서 발생하게 됩니다. 안내염은 녹내장 수술뿐 아니라 모든 안과 수술의 가장 중요한 합병증입니다. 특히 녹내장 수술의 경우 샛길을 만들어 전방과 결막 아래 공간을 연결하는 시술이기 때문에 다른 안과 수술보다 세균이나 곰팡이가 눈 속으로 침투할 위험이 더 높습니다.

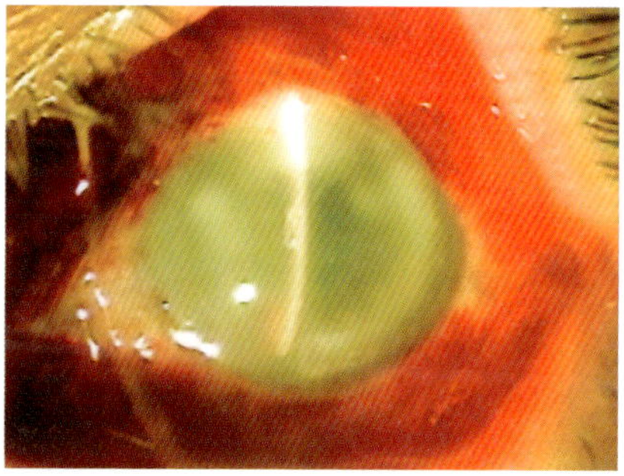

그림 3-44. 백내장 수술 후 발생한 안내염의 모습 70대 남자 환자로 수술 후 예약된 날짜에 안과를 방문하지 않고, 안약을 점안하지 않고, 잘 때 안대도 하지 않고 지내다가 어느 날 눈의 심한 통증과 시력저하가 있어 병원으로 왔습니다. 전반적으로 눈이 심하게 충혈되어 있고 눈 속에 고름이 가득 차 있습니다. 투명하던 각막도 뿌옇게 변해 있습니다. 이 눈은 결국 시력을 회복하지 못했습니다.

녹내장 수술 후 안내염의 발생빈도는 1%보다 낮은 것으로 알려져 있습니다. 하지만 한 번 발생하면 심각한 후유증을 남기는 경우가 많습니다. 수술 후 안내염이 발생하게 되면 눈 속에 염증 물질이 가득 차기 때문에 심하게 충혈되고 시력도 많이 떨어집니다. 이 경우 빠른 시일 내에 눈 속의 염증을 제거하고 항생제를 투여하는 것이 최선의 방법이지만 결과가 좋지 않은 경우가 많습니다.

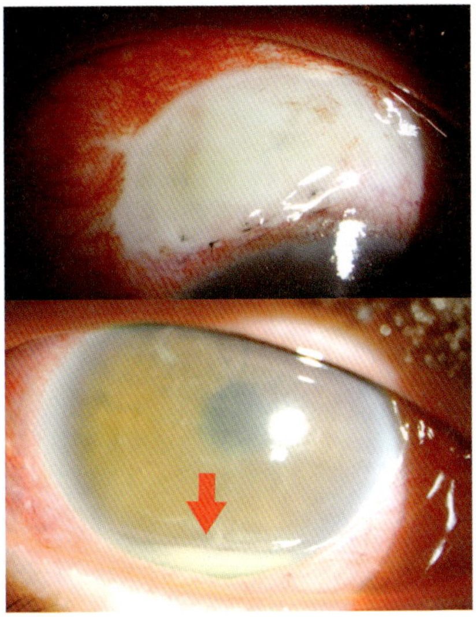

그림 3-45. 섬유주절제술 후 발생한 안내염의 모습 수술 부위로 세균이 침투하면서 여과포가 하얗게 녹았고(위 그림), 전방에 염증 물질들이 차 있고(아래 그림 빨간 화살표), 눈 속에도 세균이 들어가서 망막에 심한 염증이 생겼습니다. 발견 즉시 응급 수술을 시행하여 감염된 여과포를 제거하고 유리체절제술 및 안구내에 항생제주사를 시행했지만 시력을 회복하지는 못했습니다.

따라서 안내염은 예방이 무엇보다 중요합니다. 안내염의 예방을 위해 반드시 지켜야 할 사항들입니다.

안내염 예방을 위한 주의사항

1. 수술 후 손으로 눈을 비비지 않도록 조심합니다. 손으로 눈을 비비게 되면 눈 속으로 병균들이 들어갈 수 있습니다. 특히 잘 때 자기도 모르게 비비는 경우가 있기 때문에 담당 의사의 지시가 있을 때까지는 잘 때 안대를 반드시 하고 자야 합니다.

2. 수술 후 눈에 물이 들어가지 않도록 조심합니다. 물속에는 병균들이 살고 있을 수 있습니다. 따라서 담당 의사의 지시가 있을 때까지는(대부분 보름에서 한 달 정도) 세수와 머리감기, 목욕을 조심해야 합니다. 일반적으로 세수는 눈 주위를 제외한 부분을 물수건으로 닦도록 하고, 머리는 고개를 뒤로 해서 보호자의 도움을 받아 감도록 하고, 샤워는 얼굴 아래로만 조심스럽게 하도록 권해 드립니다. 수영과 사우나는 일정 기간 가능하면 하지 않는 것이 좋습니다.

3. 수술 후 처방받은 안약을 용법에 맞게 꾸준히 점안합니다. 수술 후 처방하는 안약에는 항생제와 항염증제가 포함되어 있기 때문에 수술 후 안내염의 발생 가능성을 줄일 수 있습니다.

2. 안내출혈

녹내장 수술 시 다루는 부위는 혈관이 풍부한 곳으로 출혈의 위험이 높습니다. 특히 심장이나 혈관질환으로 항응고제, 항혈소판제를 복용하고 있는 경우, 혈액질환으로 항암치료나 수혈을 받는 경우, 간질환이 있는 경우, 신장질환이 있는 경우, 녹내장의 종류가 신생혈관녹내장인 경우 출혈의 위험이 증가합니다. 따라서 수술 전 복용 중인 약물 및 전신질환과 관련하여 담당 의사와 면밀한 상의가 필요합니다. 대부분의 경우는 담당과 의사와의 상의 후 출혈을 유발하는 약물들을 수술 며칠 전부터 일시적으로 끊거나 양을 줄이게 됩니다.

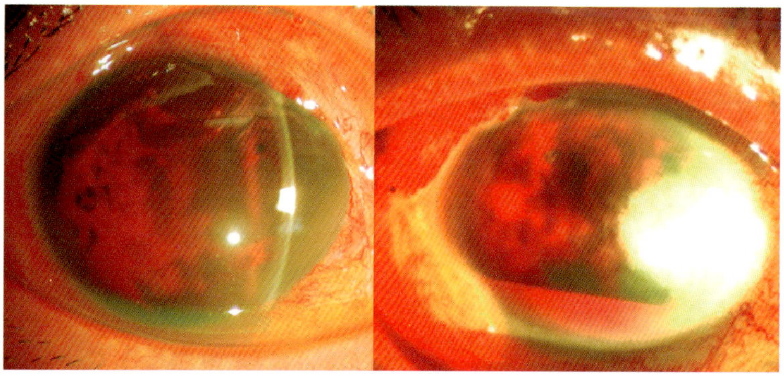

그림 3-46. 방수유출장치 삽입술 후 눈 속에 출혈이 발생한 모습 전방에 피가 가득 차 있습니다. 수술 중에 발생한 출혈은 시간이 지나면 저절로 흡수되기도 하고, 상황에 따라 피를 제거하는 수술이 추가로 필요하기도 합니다.

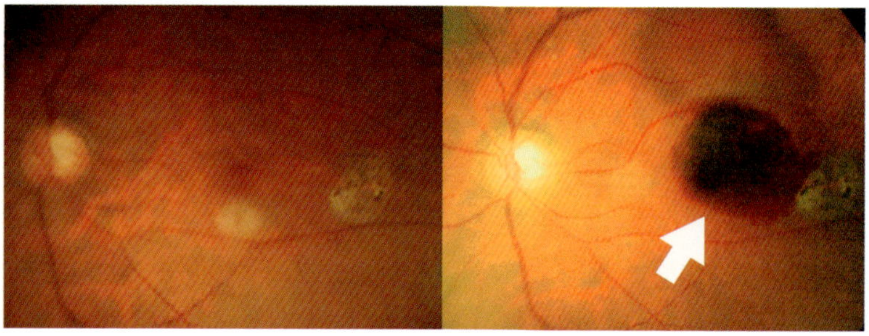

그림 3-47. 수술 전에 황반변성이 있던 눈에(왼쪽 그림) 섬유주절제술 후 황반출혈이 발생한 모습(오른쪽 그림 하얀 화살표) 황반에 출혈이 발생하면 수술 후 시력이 급격히 저하되기도 합니다.

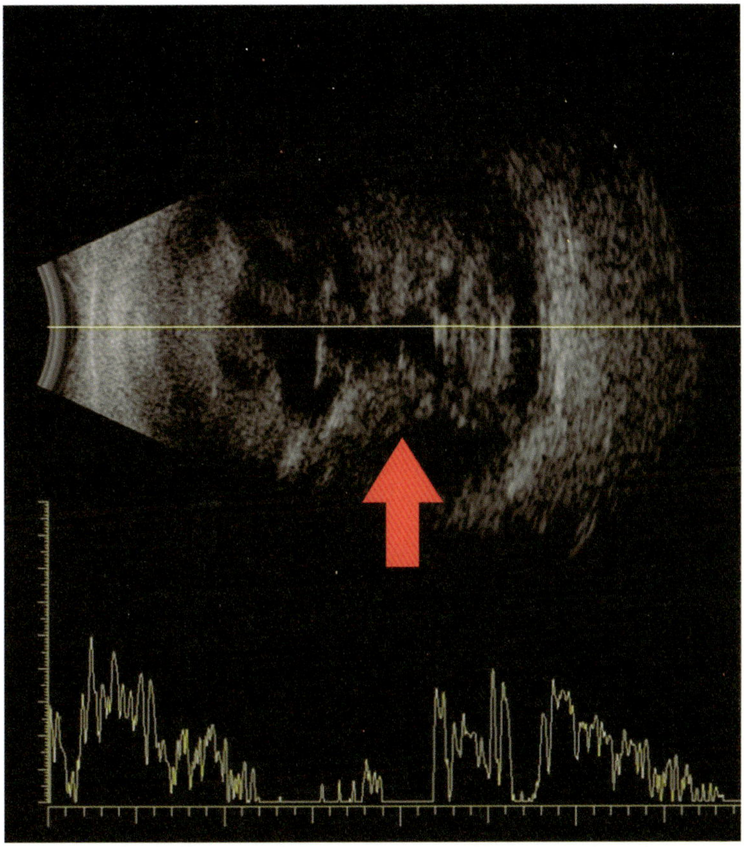

그림 3-48. 축출성 맥락막상강출혈(expulsive supra-choroidal hemorrhage)의 초음파 사진 '축출(몰아내다)'이라는 이름이 붙은 이유는 눈 속에서 갑자기 출혈이 심하게 생기면서 눈 속에 있는 구조물들을 눈 밖으로 밀어내기 때문입니다. 눈에서 생길 수 있는 출혈 중에서 가장 위험한 상황으로 녹내장 수술 중에 불가항력적으로 불시에 발생하기 때문에 경험 많은 안과 의사도 항상 두려워하는 합병증입니다. 일단 축출성 맥락막상강출혈이 발생하면 시간을 지체할수록 상황이 심각해지기 때문에 가급적 빨리 수술 부위를 닫고 피가 멈출 때까지 기다리는 것이 일반적인 방법입니다. 출혈이 멈추면 눈 속에 있는 피를 제거하고 수술 부위를 다시 손을 봐야 하는데 피가 모두 흡수되고 나서도 시력이 돌아오지 않는 경우가 많습니다.

3. 수술 후 저안압 혹은 고안압

녹내장 수술을 할 때에는 목표로 하는 안압이 있습니다. 예를 들어, '수술 전 안압이 30mmHg이었으면 수술 후에 안압약을 사용하지 않고 안압이 12mmHg 정도로 오랜 기간 계속 유지되면 좋겠다'는 목표가 있습니다. 하지만 아무리 경험 많은 안과 의사라도 녹내장 수술 후 안압을 목표했던 대로 정확히 맞추기가 쉽지 않습니다. 수술 중에는 수술 다음 날 안압이 9mmHg 정도 될 거라 예상했지만 실제로 수술 후에는 안압이 3mmHg인 경우도 있고, 27mmHg인 경우도 있습니다. 따라서 녹내장 수술 후에는 안압이 예상보다 너무 낮으면 다시 높게 조정하고, 너무 높으면 더 낮추는 과정이 필요합니다. 비유하자면 수도꼭지에서 내가 원하는 정도로 물이 나오게 수도꼭지 손잡이를 돌려서 조절해 뒀는데 시간이 지나면서 물이 예상보다 너무 조금 나오거나 콸콸 나오는 상황을 떠올리면 됩니다. 그래서 일단은 적당한 정도로 물을 틀어 놓고, 실제로 물이 나오는 양을 보고 손잡이를 더 잠그거나 트는 쪽으로 돌려 주는 조정의 과정이 필요합니다.

녹내장 수술 후에 안압이 너무 낮은 경우는 대부분 수술 절개 부위나 공막편이나 튜브로 예상보다 방수가 너무 많이 빠져나와서 발생합니다. 안압이 너무 낮게 되면 바람 빠진 공처럼 눈이 흐물흐물하게 변하는데 특히 망막의 핵심 부분인 황반이 쭈글쭈글하게 변하면 수술 전보다 흐리게 보입니다. 이런 경우를 '저안압 황반병증'이라고 합니다. 그 정도가 심하지 않으면 시간이 지나면서 저절로 회복되는 경우가 많기 때문에 별 다른 처치 없이 그냥

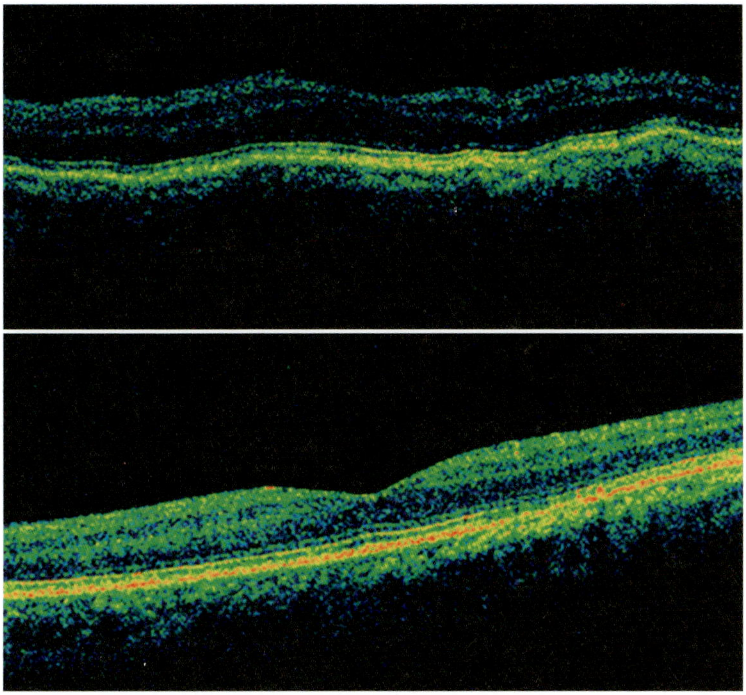

그림 3-49. 섬유주절제술 직후 안압이 2mmHg인 눈의 모습(위그림) 빛간섭단층촬영을 이용한 검사에서 황반부 망막이 바람 빠진 공처럼 쭈글쭈글하게 변한 모습을 볼 수 있습니다. 시력도 수술 전에는 0.7이었는데 수술 후에 0.1로 내려갔습니다. 이 경우, 방수가 공막편으로 예상보다 많이 나가서 발생한 저안압이었기 때문에 여과포를 눌러 주는 압박 봉합을 했고, 며칠 뒤에 안압이 13mmHg로 올라갔습니다. 안압이 올라가면서 망막에 있던 주름이 사라졌고(아래 그림), 시력도 0.7로 회복되었습니다.

지켜보기도 하고, 상황에 따라 방수가 너무 많이 빠져나오는 것을 교정하기 위해서 절개 부위를 추가로 봉합하거나, 전방에 점탄물질을 넣거나, 공막편에 봉합을 추가로 하거나, 여과포를 눌러 주는 압박봉합을 하기도 하고, 튜브를 묶어 주거나 튜브의 위치를 다른 곳으로 옮기기도 합니다. 저안압은 많은 경우 적절한 조치를 하게 되면 회복되고 흐리게 보이는 증상도 좋아지지만 간혹 시력이 회복되지 않는 경우도 있습니다.

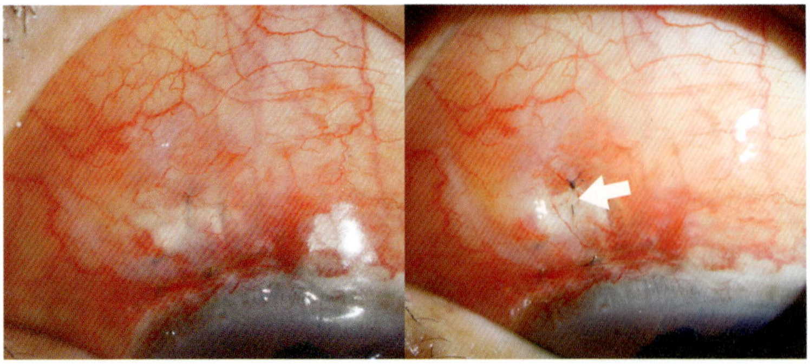

그림 3-50. 섬유주절제술 직후 안압이 23mmHg인 눈의 여과포 모습(왼쪽 그림) 며칠 지켜봤는데 안압이 계속 높아서 공막편 봉합사 중 가운데 하나를 레이저를 이용해서 끊어 줬습니다(오른쪽 그림 하얀 화살표, laser suture lysis). 자세히 보면 가운데 까만 실이 끊어져 있는 모습이 보입니다. 공막편 봉합사를 끊어 주면 그만큼 방수유출의 저항이 줄어들기 때문에 더 많은 양의 방수가 빠져나가게 되고 안압이 더 내려가게 됩니다. 레이저 시술 이후 안압은 10mmHg로 내려갔습니다.

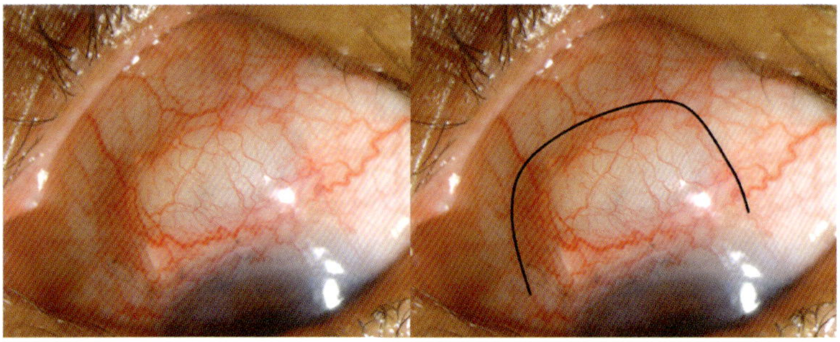

그림 3-51. 섬유주절제술 직후에는 안압이 10mmHg 정도로 잘 조절되었지만 섬유화가 진행되면서 수술 2개월째에 안압이 25mmHg로 오른 상태입니다. 여과포의 모양을 보면 섬유화 부위가 마치 댐이 물을 막아 둔 것처럼 방수의 흐름을 막아서(오른쪽 그림 검은 선) 가운데 여과포가 불룩하게 올라와 있는 모습을 보이고 있습니다(bleb encapsulation). 이 경우, 방수의 흐름을 막고 있는 섬유화 부위를 바늘로 절개해서 방수가 잘 지나가게 도와주면 안압이 다시 내려갑니다. 이러한 과정을 주사침 여과포 복원술(니들링)이라고 합니다. 이 증례의 경우 주사침 여과포 복원술 시행 후 안압이 다시 12mmHg로 내려갔습니다. 하지만 주사침 여과포 복원술 후에 그 자리가 다시 막히는 경우도 많아서 여러 번 반복 시술이 필요한 경우가 많고, 그렇게 해도 해결되지 않으면 다른 자리에 추가로 수술을 하기도 합니다.

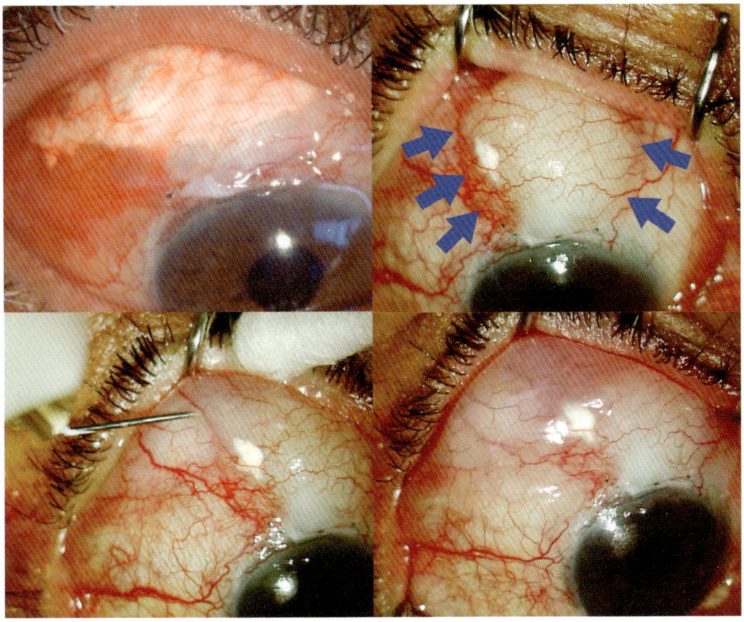

그림 3-52. 섬유주절제술 시행 후 처음에는 방수가 결막 아래로 넓게 골고루 잘 지나갔는데(위쪽 왼쪽 그림) 두 달이 지나면서 여과포 주위에 섬유화가 진행되면서 방수가 주변으로 빠져나가지 못해서 여과포가 동그랗고 볼록하게 변해 버렸고 안압도 높은 상태입니다(위쪽 오른쪽 그림 파란 화살표). 이런 경우 바늘로 섬유화 부위를 절개하면(아래쪽 왼쪽 그림, 주사침 여과포 복원술) 갇혀 있던 방수가 주변으로 나가면서 여과포 모양이 주변으로 넓게 퍼진 모양으로 다시 돌아오고 안압도 내려가게 됩니다(아래쪽 오른쪽 그림). 참고로 수술 직후에 여과포에 있는 하얀 물질은 스테로이드의 한 종류인 트리암시놀론(triamcinolone)입니다. 수술 후 섬유화를 조금이라도 더 막기 위해서 트리암시놀론을 수술 부위에 주사하기도 합니다. 이 약물은 몇 달간 서서히 녹으면서 흡수됩니다.

수술 후에 안압이 예상보다 높은 경우도 종종 발생합니다. 가장 큰 이유는 공막편이나 튜브를 통해서 방수가 충분히 빠져나가지 못하기 때문입니다. 수술 직후에는 공막편의 봉합사를 일부 제거하는 것이 가장 쉬운 방법입니다. 대부분의 경우, 레이저를 이용해서 공막편 봉합사를 간단하게 제거할 수 있습니다.

수술 직후에 새로운 방수유출로를 통해 방수가 잘 지나가면서 안압이 잘 조절되더라도 시간이 지나면 그 부위가 점점 막히는 경우가 많습니다. 그 이유는 사람이 인위적으로 만들어 둔 방수유출로가 눈 입장에서는 원래 있던 길이 아니라 일종의 상처로 보이기 때문에 그 자리를 자꾸 막으려고 하는 성질이 있기 때문입니다. 피부에 상처가 나면 처음에 피가 굳으면서 상처를 막고, 이후에 새살이 자라나면서 그 자리를 채우는 것과 같은 이치입니다. 이러한 과정을 '섬유화'라고 하는데 가급적이면 섬유화를 막기 위해서 수술 중이나 후에 마이토마이신(MMC), 5-FU, 스테로이드 같은 여러 가지 약물을 사용하지만 섬유화 과정을 완전히 막지는 못합니다. 더군다나 섬유화를 너무 억지로 막게 되면 정상적으로 필요한 상처 치유도 되지 않아서 수술 부위의 상처가 벌어지거나 약해지면서 감염 같은 문제가 생길 수 있습니다. 섬유화가 진행되면 대부분 수술 몇 주 후에 안압이 오르기 시작합니다. 안압이 오르는 양이 크지 않다면 지켜봐도 되겠지만 예상보다 많이 오른다면 막힌 부위를 바늘로 뚫어 주기도 하고(주사침 여과포 복원 또는 절개, 니들링, needling revision), 그래도 해결이 안 되면 수술 부위를 다시 절개해서 막힌 부위를 잘라 내거나 새롭게 수술을 하기도 합니다.

이렇게 녹내장 수술은 한 번 하고 끝나는 것이 아니라 수술 후에도 계속 안압을 조정하는 과정이 필요하고 섬유화 때문에 안압이 오르면 추가 시술이나 수술이 필요할 수 있기 때문에 항상 주의를 기울여야 합니다. 실제로 녹내장 수술 경험이 많은 의사들은 '**녹내장 수술은 수술 후가 진짜 시작이다**'라는 이야기를 자주 합니다. 그만큼 수술 후 관리가 중요하다는 뜻입니다.

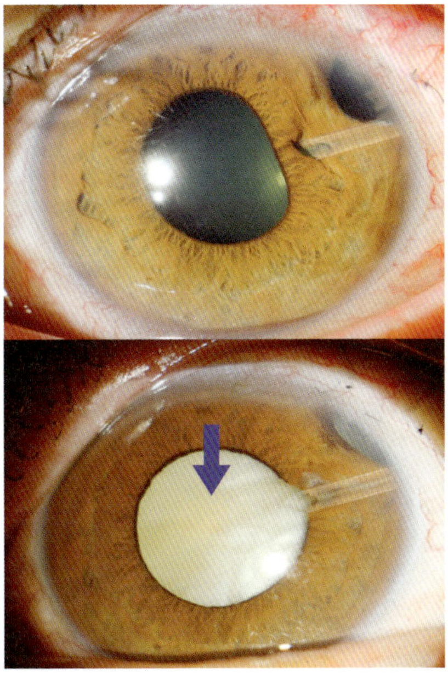

그림 3-53. 여러 번의 녹내장 수술 후 백내장이 심해진 모습 수술 직후(위 그림)에 비해서 몇 달 뒤에 수정체가 하얗게 변했습니다(아래 그림 파란 화살표). 이 경우, 백내장 수술로 하얗게 변한 수정체를 제거할 수 있습니다. 하지만 녹내장 수술 후 충분한 시간을 두지 않고 서둘러 백내장 수술을 하게 되면 녹내장 수술 부위가 막히면서 안압이 다시 올라갈 수 있기 때문에 흐리게 보이는 것이 불편하더라도 서두르지 않는 것이 좋습니다.

4. 수술 후 시력저하

수술 전에 안압이 매우 높아서 눈이 아프거나 각막이 부어서 흐리게 보였던 경우라면 녹내장 수술 후 안압이 내려가면 통증이 사라지고 시력이 호전되니 환자 입장에서도 만족스러울 수 있습니다. 하지만 대부분의 경우, 안압이 20에서 30mmHg 정도인 상황에서 약물로 더 이상 안압이 내려가지 않아서 안압을 10mmHg대로 낮추기 위해서 수술을 하게 되는 상황이라 환자 입장에서는 특별히 좋아진 점을 느끼기 어렵습니다. 수술을 받았으면 뭔가 좋아지는 느낌이 있어야 할 텐데 오히려 흐리게 보이는 경우가 많습니다. 녹내장 수술 후 흐리게 보이는 이유는 여러 가지가 있는데 1) 우선 수술 부위의 상처가 나을 때까지는 눈 표면이 매끄럽지 못해 이물감 때문에 눈을 잘 뜨기 어렵고 눈물층도 안정적이지 못하다 보니 빛이 번질 수 있고, 2) 수술 후에 눈의 모양이 변하게 되어 눈의 도수가 조금 변할 수 있고, 3) 안압이 너무 갑자기 변하게 되면 그 역시 눈의 도수에 영향을 줄 수 있고, 안압이 너무 낮으면 망막의 구조와 기능에 영향을 줘서 시력 저하를 유발하기도 하고, 4) 수술 후 사용하는 약물 중에서 조절 마비제를 사용하게 되면 약 때문에 흐리게 보일 수 있고, 5) 수술 후 백내장이 진행되면서 시력이 내려가는 경우도 있습니다. 이러한 시력저하는 대부분 그 정도가 심각하지 않고, 백내장에 의한 경우를 제외하면 시간이 지나면 다시 좋아지는 경우도 많아서 너무 걱정하지 않아도 됩니다. 하지만 일부의 경우는 수술 후 특별한 문제가 없더라도 수술 전보다 시력이 많이 떨어지기도 합니다. 그럼에도 불구하고 수술 후 시력이 저하되는 경우보다 수술을 통해서 시력을 유지하는 경우가 훨씬 많기 때문에 일어나지 않은 합병증의 가능성 때문에 막연하게 피하기보다는 정면으로 맞서는 용기가 필요합니다.

5. 재수술과 추가 수술

녹내장 수술 후에도 안압이 오르면 수술을 또 받을 수 있다는데 그러면 몇 번까지 수술을 받을 수 있을까요? 재수술 또는 추가 수술은 눈 상태에 따라 다양하지만 대부분의 경우 기본적으로 위쪽 결막의 코쪽 부위, 귀쪽 부위에 두 번의 수술이 가능합니다. 하지만 결막이 너무 얇거나 주변 조직이랑 유착이 심할 때, 눈 속의 공간이 충분하지 않을 때는 추가 수술이 어려운 경우도 있습니다. 특히 망막박리를 치료하기 위해 공막돌륭술을 받은 경우처럼 예전에 결막을 크게

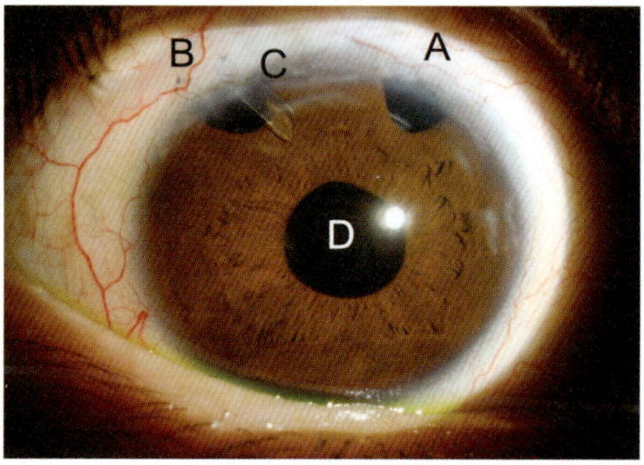

그림 3-54. 녹내장 수술을 여러 번 받은 눈 1) 처음에 코쪽에 섬유주절제술을 받고(A) 안압 조절이 잘 되다가 몇 달 뒤에 안압이 올라가서 2) 섬유주절제술 부위에 주사침 여과포 복원술을 두 번 시행했지만(A) 그래도 안압이 높아서 3) 귀쪽에 섬유주절제술을 시행하고(B) 안압이 잘 조절되다가 1년 뒤에 또 다시 안압이 올라서 4) 귀쪽 섬유주절제술 수술 부위에 주사침 여과포 복원술을 세 번 시행했지만(B) 그래도 안압이 높아서 5) 귀쪽 섬유주절제술 수술 부위 뒤쪽에 방수유출장치(아메드밸브)를 삽입했습니다(C). 6) 이후 안압은 잘 조절되고 있지만 백내장이 진행하면서 시력이 내려가서 백내장 수술을 시행하고(D) 이후 후발백내장이 발생하여 7) 야그레이저 후낭 절개술을 시행했고(D), 다행히 5년간 시력과 안압 모두 잘 유지되고 있습니다. 이렇게 녹내장 수술은 한 번에 해결되지 않는 경우가 많기 때문에 끝까지 포기하지 않는 끈기가 중요합니다.

절개하는 수술을 받았던 눈이라면 녹내장 수술이 어려운 경우가 많습니다. 결막 상태가 괜찮고 눈 속의 공간이 충분하다면 3-4회 정도 가능한 경우가 많고, 위쪽 결막을 더 이상 활용하기 어려운 상황이라면 아래쪽 공간을 활용하는 방법도 있고, 방수 유출을 증가시키는 대신 방수 생성을 줄여 주는 레이저 시술(모양체 광응고술, CPC)을 시행하기도 합니다.

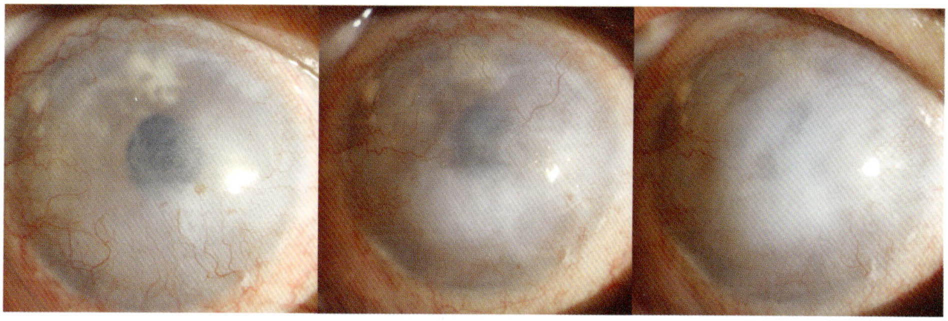

그림 3-55. 방수유출장치 삽입 후 생긴 각막 혼탁 왼쪽 그림에서 오른쪽 그림으로 시간이 흐를수록 각막이 점점 하얗게 변하고 있습니다.

6. 각막혼탁

방수유출장치를 삽입하게 되면 전방에 튜브가 위치하게 되는데 때로는 튜브가 각막의 기능을 저하시키기도 합니다. 특히 튜브의 위치가 각막에 가까우면 튜브 자체가 각막의 안쪽 면인 내피를 자극하기도 하고, 방수가 튜브 주변을 지나면서 생기는 액체의 압력이 각막에 계속 영향을 줘서 결국 내피세포의 기능을 저하시키게 됩니다. 각막의 내피세포는 각막을 투명하고 매끈하게 유지해 주는 역할을 하는데 이 세포의 기능이 저하되면 각막의 색이 뿌옇게 변하기 시작해서 나중에는 완전히 하얗게 변할 수 있고, 각막 표면도 울퉁불퉁하게 변합니다. 그러면 시력이 저하되고 눈이 아프게 됩니다. 따라서 방수유출장치를 눈 속에 넣고 나면 각막내피세포가 괜찮은지 꾸준히 지켜봐야 합니다. 각막내피세포의 구조는 경면현미경 검사를 통해서 관찰 가능합니다. 어느 정도의 각막내피세포 저하는 큰 영향을 주지 않기 때문에 지켜보지만 만약 각막내피세포의 기능이 많이 저하되고 있는 것으로 판단되면 튜브의 위치를 더 뒤쪽으로 조절하거나 제거하기도 합니다. 적절한 치료 시기를 놓쳐서 각막이 이미 뿌옇게 변했다면 아프지 않게 약물치료를 하면서 지켜보기도 하고, 콘택트렌즈를 착용하기도 하고, 각막이식 수술을 하는 경우도 있습니다.

7. 방수유출장치 노출

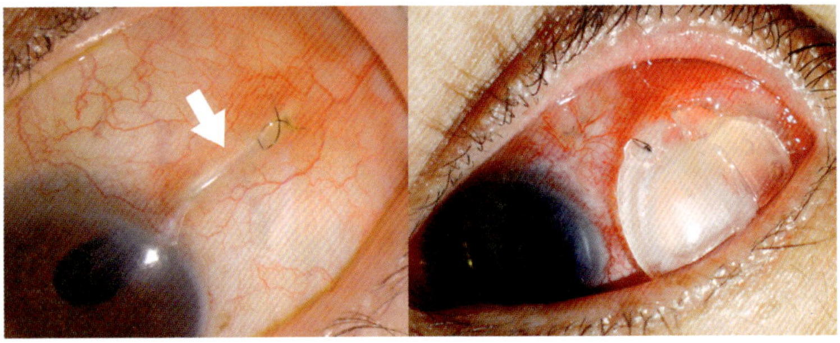

그림 3-56. 노출된 방수유출장치 튜브가 결막을 계속 자극하면서 수술 후 몇 년 뒤에 결막을 뚫고 나온 모습입니다(왼쪽 그림 하얀 화살표). 이 경우, 그대로 두면 세균이 눈 속으로 들어갈 수 있기 때문에 노출된 부위를 덮어 주는 수술이 필요합니다. 흔하지는 않지만 수술 부위의 결막이 많이 약하거나, 공간이 좁거나, 눈을 부딪히는 경우 몸체가 밖으로 나오는 경우도 있습니다(오른쪽 그림). 이 경우, 방수유출장치를 제거해야 합니다.

흔하게 생기는 합병증은 아니지만 간혹 수술 부위의 공간이 너무 좁거나 결막이 약한 경우에는 눈 속에 넣어 둔 방수유출장치가 눈 밖으로 노출되기도 합니다. 이 경우, 눈 밖에 있는 세균들이 눈 속으로 들어가서 안내염을 유발할 수 있기 때문에 노출의 정도에 따라서 주위 조직이나 다른 조직을 이용해서 노출부위를 덮어 주거나 그런 방법이 어려울 경우 방수유출장치 전체를 제거하기도 합니다.

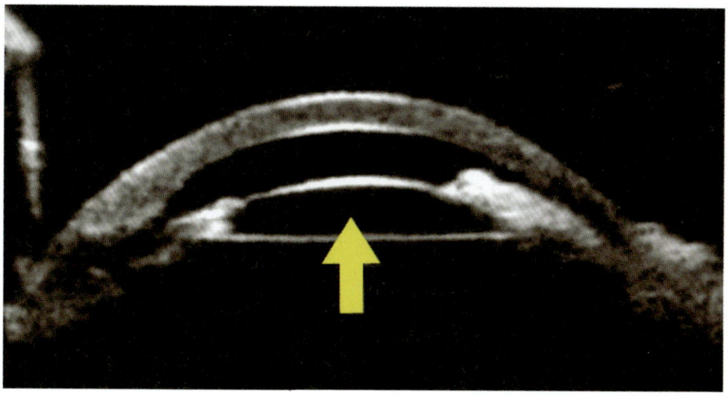

그림 3-57. 섬유주절제술 후 발생한 악성녹내장 방수가 뒤쪽 유리체에 모이면서 유리체의 압력이 올라가서 수정체-홍채-모양체가 앞쪽으로 밀려 있습니다(노란 화살표 방향).

8. 악성녹내장

녹내장 수술은 방수가 전방에서 앞쪽인 결막 아래 공간으로 지나가도록 유도하는 것이지만 때로는 의도와 달리 방수가 반대로 흘러서 뒤쪽인 유리체로 들어가는 경우도 있습니다. 그 경우, 유리체강에 방수가 계속 모이고 빠져나오지는 못하면서 압력이 올라가게 됩니다. 뒤에서 미는 힘이 높아지기 때문에 수정체와 홍채가 전반적으로 앞쪽으로 밀리면서 전방도 얕아지게 됩니다. 이 경우 약물로는 안압조절이 잘 되지 않기 때문에 치료가 어렵다는 뜻에서 '악성녹내장(malignant glaucoma)'이라는 이름이 붙었습니다. 악성녹내장의 발생을 예방을 위해서 수술 후 산동제나 조절마비제를 일정 기간 점안하기도 합니다. 악성녹내장이 발생하면 우선 약물치료를 시도해 보고 해결되지 않으면 결국 유리체에 방수가 고여서 빠져나오지 못하는 것이 문제이기 때문에 유리체절제술을 시행하게 됩니다.

다른 종류의 녹내장 수술

섬유주절제술과 방수유출장치 삽입술은 모두 본격적으로 소개된 지 수십 년이 지난 방법입니다. 그간 기존의 수술 방법보다 더 좋은 방법을 개발하기 위해 여러 방법과 장치가 소개되었지만 아직은 결과를 더 두고 보아야 하는 상황입니다. 최근에는 기존의 수술보다 상대적으로 수술 절차가 간단한 여러 방법들이 시행되고 있지만 여전히 한계점을 가지고 있고, 유행처럼 한동안 각광받다가 사라지기를 반복하고 있습니다. 따라서 새로운 방법이 나올 때마다 관심을 가지고 지켜보되 개발자 입장에서 강조하는 장점에 너무 현혹되지 말고 조금 더 객관적으로 장기적인 결과를 지켜볼 필요가 있습니다. '새로운 것'이 항상 '더 좋은 것'을 뜻하는 것은 아닙니다.

최근에 국내에 도입되거나 시도될 가능성이 있는 수술 방법은 쉴렘관에 관을 삽입하는 iStent, 눈 안에서 밖으로 관을 넣어 방수를 결막하로 배출시키는 XEN, 눈 밖에서 관을 넣어 방수를 결막하로 배출시키는 PRESERFLO MicroShunt 등이 있으며 그 밖에도 많은 수술법이 있습니다. 앞으로 더 효과적이고 간단하고 부작용 적은 수술 방법이 개발되기를 간절히 기대해 봅니다.

생활습관 개선

녹내장이 생활습관 때문에 발생하는 것은 아닙니다. 하지만 녹내장 환자이거나 녹내장의 위험인자를 가진 사람에게 나쁜 생활습관은 녹내장의 악화에 영향을 미칠 수 있고, 좋은 생활습관은 녹내장 치료에 도움이 됩니다. 따라서 녹내장과 관계된다고 생각되는 음식, 운동, 그리고 여러 활동에 대해서 알아보기로 합니다. 다만 다음의 내용들은 치료에 결정적인 영향을 주는 것들은 아니기 때문에 너무 맹신해서는 안 됩니다. 오히려 좋은 생활습관이라고 하여 그것만을 집중적으로 하는 경우 전신적으로 나쁜 영향을 줄 수 있고 때로는 생활습관을 억지로 조절하는 것이 오히려 스트레스가 될 수 있습니다. 즉, 각자의 눈 상태나 생활패턴, 성격에 따라 적당한(중용적인) 생활습관을 갖는 것이 중요합니다.

1) 담배

담배는 안압을 상승시키며 혈관을 수축시켜 시신경으로 가는 혈류량을 감소시키는 것으로 알려져 있습니다. 따라서 금연은 녹내장의 치료에 도움이 됩니다.

2) 술

습관적 음주는 녹내장 혹은 높은 안압과 관련 있다는 보고가 있습니다. 하지만 술이 몸에서 받아들이는 수분의 양을 줄여 방수 생성을 감소시키고 따라서 안압을 하강시킬 수 있다는 연구결과도 있습니다. 따라서 대부분의 경우 술을 완전히 중단할 필요는 없지만 과음하지 않도록 주의가 필요합니다. 과음을 하게 되면 녹내장 안약을 제때 점안 못 할 가능성이 있고(특히 밤에 넣는 안약), 몸 전체적으로 무리가 가기 때문입니다.

3) 커피

커피에 들어 있는 카페인은 안압을 상승시킬 수 있습니다. 따라서 과도한 커피의 섭취는 녹내장에 해로울 수 있습니다. 하지만 일반적으로 마시는 하루 한두 잔의 커피는 큰 영향이 없을 것으로 생각합니다.

4) 콜레스테롤 이상

콜레스테롤 이상은 혈관에 동맥경화를 일으켜 시신경으로 가는 혈류량을 저하시켜 녹내장에 나쁜 영향을 줄 수 있습니다.

5) 항산화물질과 건강식품

많은 환자들이 '녹내장에 좋은 음식은 어떤 것들이 있을까요?' 하고 물어봅니다. 아직 임상 연구 결과가 충분하지는 않지만 많은 전문가들이 항산화물질이 풍부한 채소와 과일을 권해 드립니다. 항산화물질은 여러 종류의 비타민, 카로틴(carotene), 크립토잔틴(cryptoxanthin), 라이코펜(lycopene), 루테인(lutein) 등을 일컫는데 이런 물질들이 산화작용(oxidative stress)으로 인한 노화, 백내장, 망막변성, 안압상승, 시신경 손상을 줄여 준다는 연구 결과가 있습니다. 2008년 UCLA의 연구진들이 발표한 연구결과에 의하면 과일과 채소(특히 당근과 양배추)를 즐겨 먹는 사람이 그렇지 않은 사람에 비해 녹내장이 적게 발생하였다는 보고도 있습니다. 시중에 유통되고 있는 각종 눈영양제도 조금씩 다르지만 결국 비슷한 성분들을 가지고 있습니다.

하지만 이러한 항산화물질의 작용은 이론적인 배경을 바탕으로 한 것으로 임상적으로 항산화물질이 실제로 녹내장의 예방과 치료에 확실하게 효과가 있다고 입증된 것은 아닙니다. 실험실에서 하는 세포나 동물 실험에서는 효과가 매우 좋지만 실제 사람에게는 그렇지 않은 경우가 많기 때문입니다. 따라서 항산화물질을 금지할 필요는 없지만 지나치게 항산화물질과 눈영양제의 효과를 맹신하는 태도는 경계해야할 것입니다.

6) 비만

비만인 경우, 그렇지 않은 경우에 비해서 안압이 더 높고 혈액순환이 더 잘 되지 않아 녹내장의 위험이 더 높은 것으로 알려져 있습니다.

7) 넥타이

넥타이를 꽉 졸라매는 경우, 목이 꽉 조이는 옷을 입는 경우 목 정맥의 압력을 높여 방수의 유출을 방해하여 안압을 상승시킬 수 있습니다.

8) 금관악기 연주

금관악기 연주는 목정맥의 압력을 높이고 방수유출을 방해해서 안압이 상승할 수 있습니다. 따라서 녹내장 환자는 금관악기 연주를 조심해서 해야 합니다. 정상인의 경우 연주 중에 잠깐 안압이 올라가는 것이 크게 영향을 주지 않겠지만 녹내장이 있는 눈이라면 일시적인 안압상승도 영향을 줄 수 있기 때문입니다.

9) 스트레스

과도한 스트레스는 스트레스 호르몬 분비를 촉진하고, 이 때문에 혈관이 수축되고 시신경으로 가는 혈류량이 줄어듭니다. 또한 스트레스는 안압도 상승시킬 수 있습니다. 따라서 스트레스를 잘 관리하는 것이 녹내장의 치료에 도움이 됩니다.

10) 과도한 근거리 작업

폐쇄각녹내장의 유발인자가 있는 사람(눈이 작고, 원시, 폐쇄각녹내장의 가족력이 있는 사람)이 과도하게 장기, 바둑, 뜨개질, 김장 담그기, 독서, 핸드폰 보기 등 고개를 숙이고 가까운 것을 집중하여 오랜 시간 들여다보는 작업을 하게 되면 폐쇄각녹내장이 생기기 쉽습니다.

11) 운동

규칙적이고 적당한 운동은 안압을 낮출 수 있습니다. 다만 목이나 얼굴에 과도한 힘이 가해지는 팔굽혀펴기, 역기 들기(벤치프레스) 등의 운동은 피하는 것이 좋습니다. 녹내장에는 달리기나 자전거 타기, 등산, 수영과 같은 유산소운동이 좋습니다. 단, 수영을 할 때 물안경이 눈 주변을 너무 꽉 누르면 안압이 오를 수 있기 때문에 너무 작은 물안경을 오래 쓰는 것은 좋지 않습니다. 물구나무 자세는 안압을 상승시키기 때문에 주의해야 합니다. 물구나무 서기 자세는 금관악기 연주와 마찬가지로 정상인에게는 큰 문제 없으나 녹내장 환자는 조심해야 합니다.

12) 수면

수면이 부족할 경우 안압이 상승할 수 있다는 보고들이 있습니다. 따라서 충분한 수면을 취하는 것이 녹내장의 치료에 도움이 됩니다.

요약	녹내장에 좋은 것들: 채소, 과일, 유산소 운동, 충분한 수면 녹내장에 좋지 않은 것들: 담배, 과음, 커피, 비만, 기름진 음식, 스트레스, 힘 쓰는 운동

그 외의 여러 치료들

녹내장은 만성적인 경과를 가지는 질환이며 아직은 완치가 어려운 병입니다. 따라서 녹내장을 다루기 위해서는 환자와 보호자, 의료인의 끈기가 필요합니다. 일부 환자들의 경우, 답답함을 이기지 못하고 여러 병원을 다니면서 방황하기도 하고, 효과가 입증되지 않은 민간의학이나 건강식품에 의존하기도 합니다. 때로는 성분을 알 수 없는 안약을 어디선가 받아와서 특효약처럼 점안하는 경우도 있고, 종교적인 힘에 의지하면 녹내장을 완치할 수 있다는 생각에 빠져 기존의 치료를 임의로 중단하는 경우도 있습니다. 특히 우리나라처럼 현대의학과 민간요법, 전통의학이 공존하는 곳에서는 환자들이 방황하기 쉽습니다.

물론 안과 의사들이 행하는 치료 외에도 다른 치료들이 현존하는 것이 사실입니다. 일부 환자들은 운동요법, 수지침, 차, 약초, 찜질, 침술과 같은 치료에 많은 관심을 보이기도 합니다. 하지만 이러한 치료들의 효과는 아직 확실히 입증되지 않았습니다. 행여 그 효과가 입증되더라도 어디까지나 현재 안과 의사들이 하고 있는 치료에 약간의 보조효과가 있을지도 모른다는 정도의 가치를 가지는 것이지 현재의 치료들을 대체할 수는 없다는 것을 명심해야 합니다.

후기

진료실에서 안과의사에게 "녹내장이 있습니다"라는 이야기를 듣는다면 우선 당황스러운 마음이 앞섭니다. "녹내장이라니! 나는 그냥 눈이 침침해서 안과에 갔을 뿐인데… 이제 실명되는 건가? 앞으로 얼마나 볼 수 있을까?" 세상의 많은 병이 그렇겠지만 특히 녹내장은 어느 날 나의 인생에 갑작스럽게 찾아옵니다. 특별한 이유도 없고, 없앨 수도 없다니 더욱 답답합니다.

처음 당황스러운 시기를 지나면서 녹내장 환자들은 크게 세 가지의 다른 태도를 보이게 됩니다. 첫째는 **지금 상태를 빨리 받아들이고 유연하게 대처하는 유형**입니다(수용형). 녹내장이 어떤 병인지, 어떻게 대처하면 좋을지 열심히 찾아보기도 하고, 질문도 대부분 "앞으로 어떻게 하면 좋을까요?"와 같은 전향적인 것들입니다(능동 수용형). 적극적으로 나서지 않더라도 "그냥 선생님 의견대로 할게요" 하고 의사의 말을 있는 그대로 받아들이고 차분하게 믿고 따르는 경우도 많습니다(수동 수용형).

두 번째는 **걱정하고 집착하는 유형**입니다(걱정형). 당장이라도 실명할 것 같은 공포에 사로잡혀서 다른 생각이 떠오르지 않습니다. 지난 번에 안압이 15였는데 이번엔 17mmHg라니 큰일 난 것 같습니다. 의사가 괜찮다고 해도 안심이 되지 않습니다. 안과에 갈 때마다 너무 긴장되고 검사 결과를 들을 때마다 천국과 지옥을 오고 갑니다. 나도 그러고 싶지 않는데 마음 조절이 쉽지 않습니다. "선생님 저 괜찮을까요?"라는 질문을 자꾸 하게 됩니다. 걱정과 집착이 많으면 욕심도 생기게 됩니다. "안과 의사도 모르는 비법이 있다"며 다가오는 주위 유혹에 넘어가서 아까운 시간과 돈을 낭비하는 경우도 있습니다.

세 번째는 **부정하고 무시하는 유형**입니다(부정형). "내가 녹내장이라니. 믿을 수 없어. 지금까지 잘 보고 살았는데… 나는 뭐 잘 못한 것도 없는데… 나는 치료 안 해도 괜찮겠지"라고 생각하거나 "이제 나이 80인데 뭔 치료예요. 그냥 두세요"라고 일찍 포기해 버리기도 합니다.

이렇게 다른 태도를 가지게 되는 데에는 그동안 살면서 가지게 된 각자의 가치관, 성격, 경험 등이 영향을 주었을 것입니다. 그건 나의 의지만으로 쉽게 결정하거나 바꿀 수 있는 것이 아닙니다. 따라서 그런 마음을 인정하고 존중하면서 적절한 대처방안을 찾아야 합니다.

수용형 환자들은 대부분 큰 문제 없이 잘 대처하기 때문에 격려와 지지만 있어도 됩니다. 걱정형 환자들은 우선 녹내장에 관한 핵심 내용을 반복해서 확인하는 것이 도움이 됩니다. 걱정의 가장 중요한 원인이 '현재 상태가 어떤지, 앞으로 어떻게 될지 잘 모르는 것'이기 때문입니다. 내가 막연하게 상상하고 주위에서 들은 이야기로 생각하는 녹내장과 정확한 검사 결과를 바탕으로 현실적으로 나타나는 녹내장은 매우 다른 경우가 많습니다. 그래서 걱정이 된다면 혼자 생각이나 주위 이야기로 불안감을 키우지 말고, 녹내장은 어떤 병이고, 나의 녹내장은 어떤 종류인지, 어느 정도 단계인지, 어떻게 되어 가고 있는지 객관적으로 알아보는 노력이 도움이 됩니다. 다행히 적어도 지금까지 확실하게 알 수 있는 것이라도 반복해서 확인하다 보면 많은 환자들이 처음보다는 훨씬 안심하게 됩니다. 녹내장을 부정하는 환자들은 차마 병을 마주하기가 두려워서 피하고 싶거나 정말 그냥 귀찮아서 포기해 버리고 싶은 마음을 가지는 것 같습니다. 두려움을 이겨 내는 최선의 방법은 그 대상을 제대로 바라보는 것입니다. 실제로 몇 년째 안과에 갈 때마다 녹내장 정밀검사가 필요하다는 이야기 듣고 항상 찝찝한 마음으로 지내다가 어느 날 용기 내서 제대로 마음먹고 정밀검사를 받은 뒤 오히려 마음이 홀가분해지는 경우를 많이 봅니다.

녹내장을 현명하게 이겨 내기 위해선 '**신뢰, 용기, 끈기**'가 필요합니다. 나는 별로 달라진 거 모르겠는데 검사에선 나빠졌다고 하고, 나는 불편한데 수술은 잘 되어서 안압 많이 내려갔다고 하고… 이렇게 녹내장은 병의 상태와 나의 느낌이 맞지 않는 경우가 많기 때문에 의사의 판단을 믿고 따를 수밖에 없습니다. 그렇기 때문에 환자-의사 서로의 신뢰가 중요합니다. 궁합이 잘 맞는 좋은 환자-의사로 만나 일이 순조롭게 진행되면 좋겠지만 때로는 그렇지 못한 경우도 있습니다. 그럴 때는 나와 코드가 잘 맞고 신뢰할 수 있는 의사를 적극적으로 찾아보는 과정이 필요할지도 모릅니다. 험난한 현실을 있는 그대로 바라보고 받아들이는 용기도 중요합니다. 수술이 필요할 때는 여러 부작용과 불편함의 가능성이 있더라도 과감히 진행하는 결단력을 발휘해야 합니다. 무엇보다 지치지 않고 평생을 녹내장과 함께할 끈기가 필요합니다. 수술 한 번으로는 안압이 충분히 조절되지 않아 추가 수술을 여러 번 받고, 그 과정에 괴로운 합병증이 생기더라도 끝까지 포기하지 않아야 합니다. 특히 가족이나 친구와 같은 주위 사람들의 지지가 큰 힘이 됩니다.

의사 입장에서 '녹내장 극복'이라는 험난하지만 가치 있는 길을 함께할 수 있다는 것은 매우 보람 있는 일입니다. 하지만 모든 일이 계획대로 잘 풀리지는 않습니다. 때로는 과감하게 수술을 시도했다가 오히려 예상하지 못한 합병증이 생겨서 환자나 의사 모두에게 매우 괴로운 상황이 닥치기도 합니다. 열심히 수술했는데 결과가 좋지 않을 때는 의사도 지치고 허탈합니다. 죄책감 때문에 마음에 큰 돌덩이를 항상 품고 사는 기분입니다. 환자 걱정 없이 마음 편히 잠든 날이 일 년에 며칠이나 되는지 모르겠습니다. 그래도 당장 내일 또 다음 환자가 기다리고 있고, 그렇게 해서 위기를 잘 넘긴 경우가 훨씬 많으니 여기서 포기할 수는 없습니다. 그냥 "나 녹내장 수술 이제 그만 하렵니다" 하고 내려 놓으면 그만일 텐데 사명감 때문인지, 미련 때문인지 그게 또 쉽지 않습니다. 그래서 신뢰, 용기, 끈기는 환자뿐만 아니라 의사에게도 꼭 필요한 덕목입니다.

녹내장이라는 하나의 병이라도 사람마다 그 양상이 너무 다양하기 때문에 책이나 논문에서는 미처 알 수 없었던 것을 여러 환자들의 경험과 생각을 통해서 배우게 되는 경우가 많습니다. 그렇게 때문에 '좋은 의사'는 본인 혼자 노력한다고 될 수 있는 것이 아니라 환자와 함께 다듬고 만들어 가는 것입니다. **세상의 모든 훌륭한 의사들이 지금의 자리에 있게 된 것은 환자들의 가르침 덕분입니다. 이 작은 책이 그간 여러 분들께 받은 가르침에 대한 작은 보답이 되었으면 합니다. 힘든 길, 묵묵히 이겨 내고 함께해 주는 여러 분들을 항상 응원합니다.**

김용연

고려대학교 의학박사

안과 전문의

한국녹내장학회 회장 역임

아시아폐쇄각녹내장학회 회장 역임

고려대학교 구로병원 기획실장 및 고려대학교 의료원 의무기획처장 역임

고려대학교 의과대학 및 고려대학교 구로병원 안과 교수

황영훈

고려대학교 의학박사

안과 전문의

고려대학교 구로병원 녹내장 전임의

국군수도병원 안과 전문의

김안과병원 녹내장센터 전문의 및 교육수련부장 역임

한국녹내장학회 홍보이사 역임

충남대학교 의과대학 안과 교수

센트럴서울안과 녹내장클리닉 전문의

녹내장의 모든 것

새로운 진단과 치료 | 2020 개정판 |

초판 발행 2009년 4월 20일

개정판 발행 2020년 11월 20일

개정판 3쇄 2025년 2월 28일

지은이 김용연·황영훈

펴낸곳 고려대학교출판문화원

www.kupress.com

kupress@korea.ac.kr

(02841) 서울특별시 성북구 안암로 145

Tel 02-3290-4230, 4232

Fax 02-923-6311

찍은곳 네오프린텍(주)

ISBN 979-11-90205-89-4 03510

값 23,000원

※ 잘못 만들어진 책은 바꿔 드립니다.